Wechseljahre? Und wenn schon!

DIE BESTEN TIPPS GEGEN BESCHWERDEN UND FÜR DIE NEUE FREIHEIT DANACH

Wechseljahre? Und wenn schon!

Die besten Tipps gegen Beschwerden und für die neue Freiheit danach

Herausgegeben von **smarticular.net**
Das Ideenportal für ein einfaches und nachhaltiges Leben

Auch als E-Book erhältlich

1. Auflage, Druck 2403
smarticular, 2024
in der Business Hub UG (haftungsbeschränkt)
Buchberger Str. 27, 10365 Berlin
Textredaktion: Annette Frenzel, Sylvia Jahns (Redaktionsleitung)
Bildredaktion: Annette Frenzel, Sylvia Jahns
Covergestaltung: Hauptmann & Kompanie Werbeagentur AG, Zürich, Annette Frenzel
Satz: fuxbux, Berlin
Druck: Mohn Media Mohndruck GmbH
ISBN: 978-3-910801-06-6
ISBN E-Book: 978-3-910801-07-3

RECYCLED Papier aus Recyclingmaterial FSC® C011124 FSC www.fsc.org

Unserer Umwelt zuliebe wurde dieses Buch auf umweltfreundlichem Recyclingpapier gedruckt, ausgezeichnet mit dem FSC®-Zertifikat für Papier aus Recyclingmaterial, dem Blauen Engel und dem EU-Eco-label.

Haftungsausschluss
Alle Rezepte und Tipps in diesem Buch wurden nach bestem Wissen erstellt. Die Anwendungen und Rezepte in diesem Buch bieten keinen Ersatz für eine therapeutische oder medizinische Behandlung. Im Zweifelsfall sollte ein Arzt zu Rate gezogen werden. Es wird keine Haftung für die beschriebenen Wirkweisen der Inhaltsstoffe oder Rezepturen übernommen. Des Weiteren wird keine Haftung übernommen für fehlerhafte Zubereitung und Anwendung, auch nicht für Gesundheitsschäden durch unsachgemäße Handhabung. Alle im Text erwähnten Internetquellen wurden am 29.02.2024 letztmals abgerufen.

Bildverzeichnis
Alle Bilder shutterstock.com: 682A IA 110 / adriaticfoto 153 / Alena Lom 162 / Alexander Ryabintsev 20 / alexei_tm 146 / Alina Kruk 83 / amberto4ka 34 / Andriiii 73 / Anna Rogalska 52 / aslysun 102 / Axel Bueckert 59 / BearFotos 140, 147 / Craevschii Family 131 / Cynthia Shirk 156 / DariaKM 126 / Dasha Petrenko 173 / Elena Eryomenko 66 / Elena Schweitzer 130 / ElenVik 92 / eranicle 114 / fizkes 21, 38, 40, 65, 143, 150, 170 / Gladskikh Tatiana 30, 76, 145 / Ground Picture 177 / H_Ko 60 / IKO-studio 51 / Image Point Fr 33 / IMAGEN PUNTO DE LUZ 100u / Isaphoto2016 104 / Jacek Chabraszewski 136 / Jarun Ontakrai 10 / Josep Suria 152 / Kathy Saelan 113 / Kolabava Nadzeya 95 / Krakenimages.com 49, 53, 179, 182, 100o / Kzenon 103 / Leena Robinson 175 / LukHt 48 / Madeleine Steinbach 82 / marekuliasz 47 / Marochkina Anastasiia 13 / Michiel Vaartjes 160 / mimagephotography Cover / Monkey Business Images 39, 109 / Nahhana 158 / NatalyaBond 127 / Nelli Kovalchuk 55 / New Africa 28, 41, 58, 118 / Nungning20 61 / Oksana Mizina 56 / Olesya Baron 155 / oneinchpunch 8 / Orest lyzhechka 159 / patjo 161 / Paulinho Ribeiro 132 / Pavlova Yuliia 63 / People Image Studio 89 / PeopleImages.com – Yuri A 62, 78 / Photoroyalty 116 / pics five 120 / Pixel-Shot 23 / PJs Panda 105 / Prostock-studio 35, 75, 86, 94 / Reshetnikov_art 70 / Robert Kneschke 115 / Roman Samborskyi 108, 181 / SewCreamStudio 128 / simona pilolla 2 84 / sirtravelalot 106 / SpeedKingz 32, 151 / staras 71 / STEKLO 68 / stockfour 67, 174 / STUDIO GRAND WEB 88 / Suriyawut Suriya 98 / Tatiana Bralnina 123 / Tatjana Baibakova 80, 112, 148 / ThamKC 101 / Tint Media 117 / Tunatura 37 / Vadym Pastukh 45 / Victor Newman 87 / Viktoriia Ablohina 16, 17 / Yavdat 72, 91 / yurakrasil 74 / Zaruna 97 / zhengzaishuru 167 / Zoran Pucarevic 139; außer CAT Photography 43 / Christina Calá 171 / Annette Frenzel 14, 18 / huesch.co 133 / Anja Jancke-Souhr 141 / Kimi Palme 24 / Rupert Pessl 164 / smarticular Team 57 / TVK Fotografie 168

Inhalt

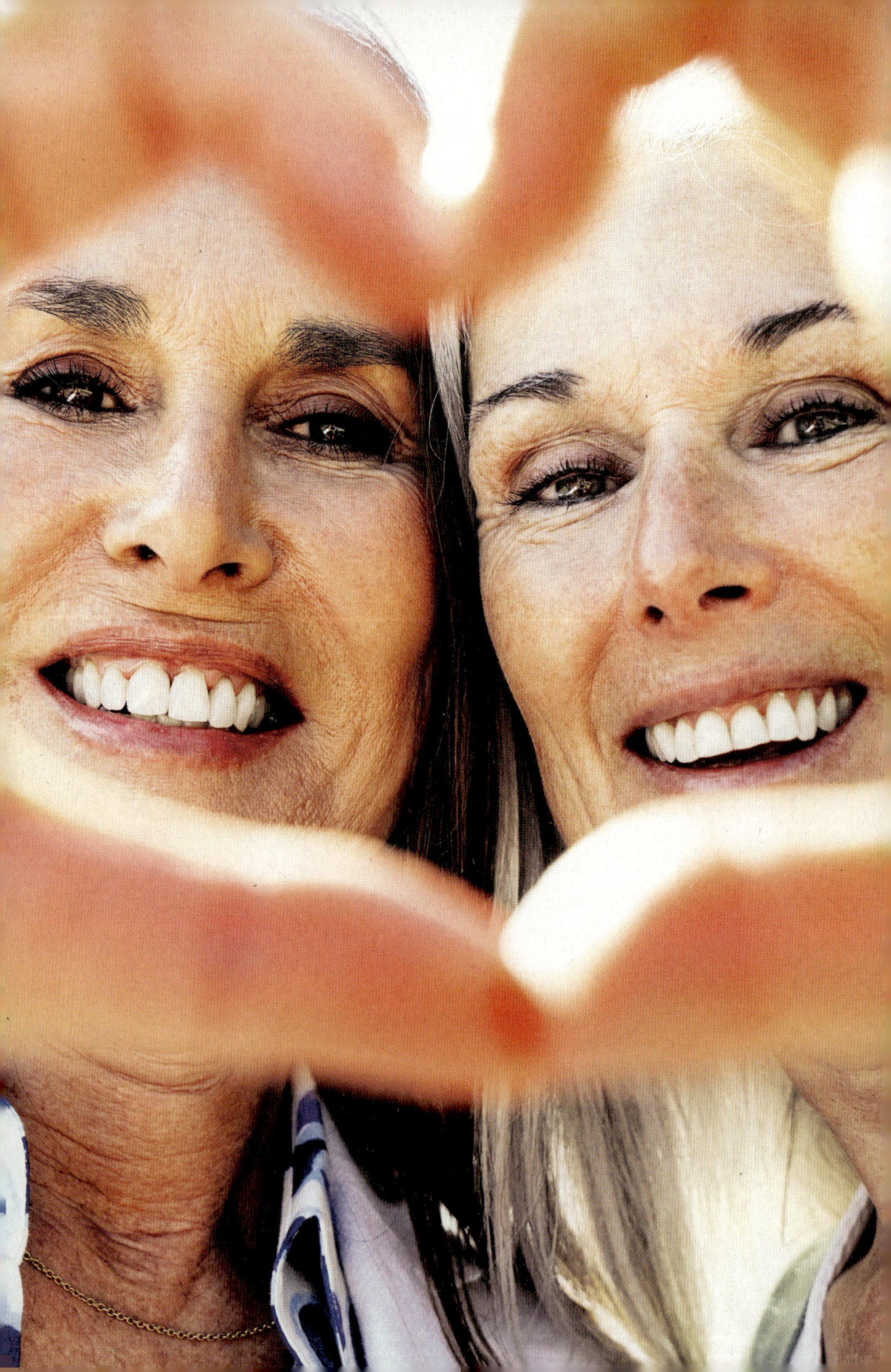

Wechseljahre – eine Reise ins Unbekannte

Zwar hat sich in den letzten Jahren und Jahrzehnten so einiges getan im Hinblick auf den Umgang mit der Vielfalt weiblicher Körper, ihren Formen und Zyklen. In Bezug auf die Wechseljahre besteht aber noch erheblicher Nachholbedarf. Denn über die Veränderungen in dieser besonderen Lebensphase, die fast alle körperlichen Prozesse betreffen, wissen selbst Fachärztinnen und -ärzte oft kaum Bescheid. Kein Wunder, schließlich spielt das Thema bis heute in der schulmedizinischen Ausbildung so gut wie keine Rolle. Das hat zur Folge, dass sich viele Frauen vollkommen unvorbereitet und vermeintlich plötzlich in den Wechseljahren wiederfinden. Teilweise leiden sie unter schwerwiegenden Beschwerden und finden nicht selten keine adäquate Unterstützung.

Das möchten wir mit diesem Buch ändern! Denn ausgestattet mit dem Wissen über die verschiedenen Phasen der Wechseljahre, über typische und weniger typische Symptome und über die vielfältigen Möglichkeiten, diese Zeit angenehm(er) und sogar positiv zu gestalten, muss sich keine Frau mehr quälen. Ganz im Gegenteil, die Wechseljahre und die Zeit danach bringen auch jede Menge bereichernde Aspekte und großartige Potenziale mit sich – frau muss sie nur kennen und zu ergreifen wissen.

Frei nach dem Motto des alten chinesischen Sprichworts „Wenn der Wind der Veränderung weht, bauen die einen Mauern und die anderen Windmühlen“ möchten wir dich dabei unterstützen, deine Wechseljahre mit einem guten Gefühl zu meistern. Dafür stellen wir dir jede Menge Informationen und Hilfe (zur Selbsthilfe) zur Verfügung und wünschen dir Kraft, Mut und Neugier, um in deine ganz individuellen Wechseljahre und die wunderbar befreite Zeit danach zu starten!

dein smarticular Team

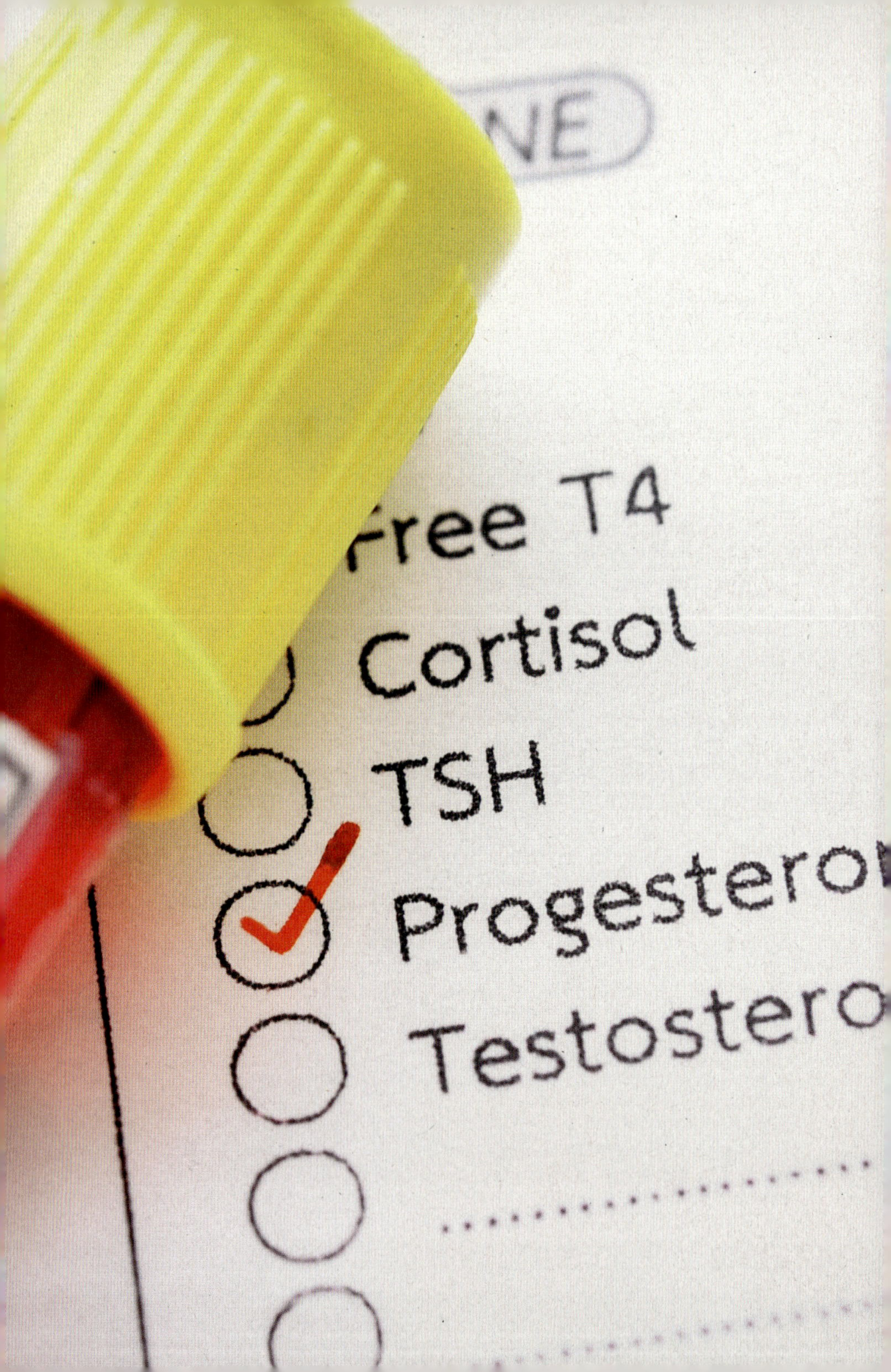
Free T4
Cortisol
TSH
Progesterone
Testostero

Was die Hormone bewirken – ein wirkungsvoller Cocktail

Die hormonellen Veränderungen der Wechseljahre läuten das Ende der fruchtbaren Phase einer Frau ein. In diesem Kapitel erfährst du, wie sich das Zusammenspiel der Hormone verändert, was das für Auswirkungen hat und welche Phasen dein Körper dabei durchläuft. Finde außerdem heraus, warum du manche Beschwerden vielleicht gar nicht mit der Hormonumstellung in Verbindung bringst.

Hormongesteuert – der weibliche Zyklus

Wer verstehen möchte, was sich in den Wechseljahren verändert, wirft am besten zunächst einen genaueren Blick auf den normalen Zyklus einer fruchtbaren Frau. Vereinfacht gesagt, besteht er aus dem Wechselspiel der Hormone Östrogen und Progesteron, die in den Eierstöcken gebildet werden. Gesteuert wird deren Produktion durch den Hypothalamus und die Hypophyse (Hirnanhangsdrüse).

Die beiden Hirnregionen geben jeden Monat durch das follikelstimulierende Hormon FSH das Signal, dass ein Follikel, auch Eibläschen genannt, im Eierstock für den Eisprung (Ovulation) heranreift. Dadurch steigt der Östrogenspiegel. Östrogen wiederum fördert den Aufbau der Gebärmutterschleimhaut und bereitet den Körper für eine Schwangerschaft vor. Durch das Östrogen wird außerdem das luteinisierende Hormon LH angeregt, die Ovulation auszulösen. Nach dem Eisprung wird der leere Follikel zum Gelbkörper, der Progesteron (auch Gelbkörperhormon oder Gestagen genannt) bildet – ein Hormon, das den Aufbau der Gebärmutterschleimhaut bremst und sie stattdessen mit der Bildung von Blutgefäßen für die Einnistung eines Embryos vorbereitet. Wenn die Eizelle nicht befruchtet wurde, fällt der Spiegel beider Hormone etwa 14 Tage nach dem Eisprung steil ab, sodass die Monatsblutung einsetzt. Nach der Menstruation beginnt der Zyklus jeden Monat von neuem.

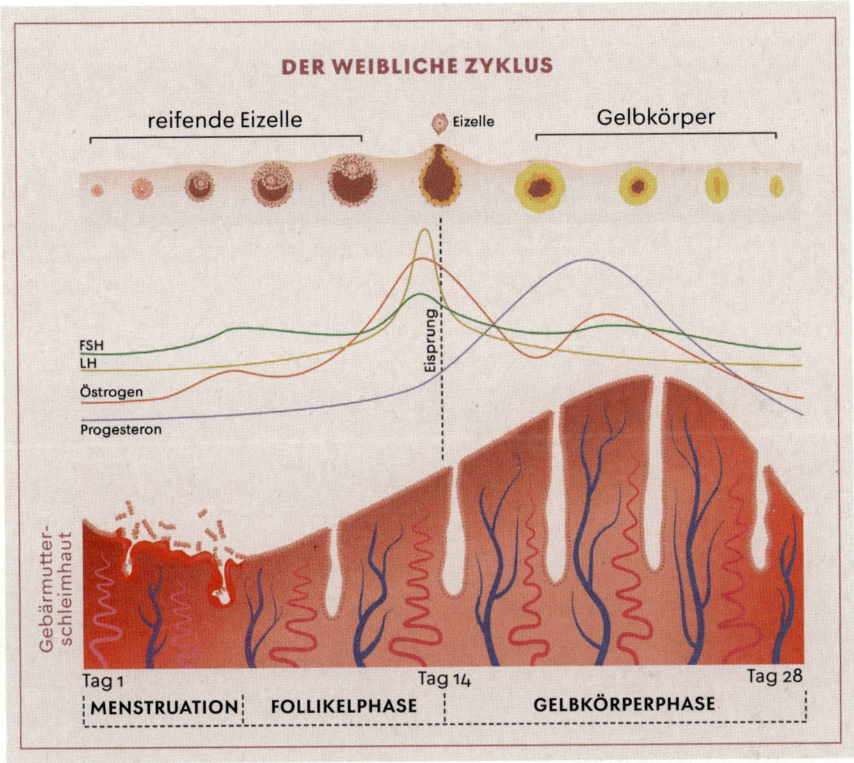

Der Zyklus und was danach kommt

Der weibliche Zyklus läuft mehr oder weniger regelmäßig ab, bis der Vorrat an Eizellen im Laufe der Jahre zur Neige geht. Dann beginnen offiziell die Wechseljahre – allerdings nicht plötzlich, sondern schleichend.

Das hängt damit zusammen, dass in jedem normalen Zyklus neben der Eizelle, die zum Eisprung kommt, noch mehrere „Reserve"-Eizellen mit heranreifen. Zusammen produzieren sie einen hohen Östrogenspiegel, der das luteinisierende Hormon stimuliert.

Wenn nun die Anzahl der bereitstehenden Follikel sinkt, wird unter

Umständen nicht genug Östrogen für einen Eisprung produziert. Zudem altern die von Geburt an vorhandenen Eizellen, sodass immer weniger von ihnen überhaupt in der Lage sind, zum Eisprung zu kommen.

Bleibt nun der Eisprung aus, bildet sich kein Gelbkörper, sodass die Progesteronbildung nicht in Fahrt kommt, während weiter Östrogen produziert wird. In der zweiten Zyklushälfte kommt es also zu einer Östrogendominanz auf niedrigem Niveau. Dieses Ungleichgewicht der beiden Hormone kann Symptome auslösen, die sonst bei einem zu hohen Östrogenspiegel auftreten.

Obwohl durch die Hormonveränderungen bereits Beschwerden auftreten können, ist die Menstruation anfangs oft noch sehr regelmäßig. Nähert sich der Vorrat an Eizellen dann seinem Ende, verändert sich auch die Blutung. Durch einen ausbleibenden Eisprung und den dadurch bedingten Progesteronmangel und Östrogenüberschuss wird der Aufbau der Gebärmutterschleimhaut nicht rechtzeitig gebremst. Die Menstruation fällt in Folge entweder besonders stark aus oder bleibt durch den weiteren Aufbau zunächst aus. Durch eine unvollständige Ablösung der besonders dicken Schleimhaut kann es auch zu Zwischenblutungen kommen. Mit einer „Regel“ hat das oft nichts mehr zu tun.

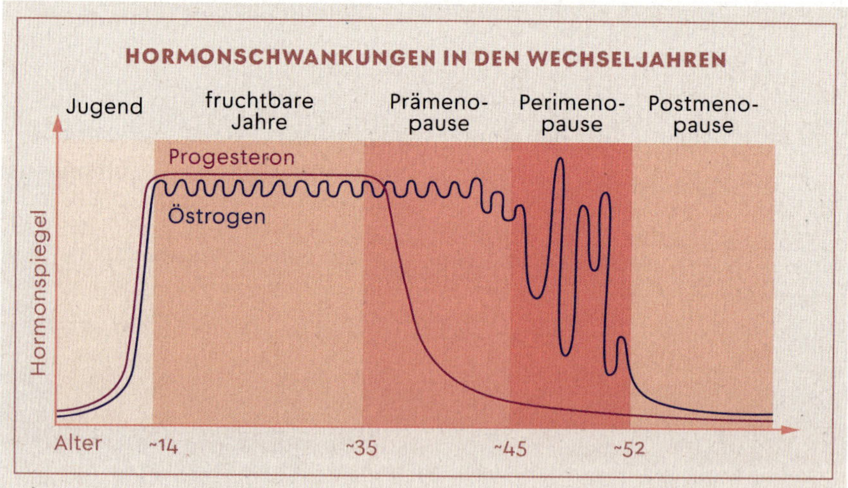

Solange noch Eizellen in den Eierstöcken vorhanden sind, kann es aber immer wieder auch zu Zyklen mit normalem Hormonspiegel und damit auch zu einer Schwangerschaft kommen. Das wird allerdings zunehmend unwahrscheinlicher.

Ist der Vorrat an Eizellen schließlich erschöpft, bleibt die Regel ganz aus – die letzte Monatsblutung ist per Definition die eigentliche Menopause. Da sich der verbleibende Vorrat an Eizellen aber nicht erkennen lässt, ist sie nur rückwirkend feststellbar. Erst ein Jahr nach der letzten Blutung ist der weibliche Zyklus endgültig beendet.

In dieser Phase pendeln sich Östrogen- und Progesteronspiegel auf niedrigem Niveau ein und der Organismus gewöhnt sich nach und nach an die neue Situation.

Hormone – kleine Boten, große Wirkung

Wie du gerade erfahren hast, ist der weibliche Zyklus ein fein aufeinander abgestimmtes Wechselspiel aus Hormonen. Wenn nun diese Botenstoffe in den Wechseljahren zunächst verrücktspielen und dann ihren Dienst quittieren, kommt aber nicht nur der Zyklus zum Erliegen. Östrogen und Progesteron haben viele weitere Aufgaben im Organismus. Es ist also kein Wunder, dass im weiblichen Körper durch die Umstellung so einiges durcheinanderkommt.

Östrogen, die Drama-Queen

Die unter dem Namen Östrogen zusammengefassten Hormone Östradiol, Östron, Östriol und Östetrol sorgen als weibliche Sexualhormone dafür, dass sich die primären und sekundären Geschlechtsmerkmale entwickeln und eine Schwangerschaft entstehen kann. Östradiol ist das wirksamste Hormon dieser Gruppe.

Östrogene haben zudem viele geschlechtsunabhängige Funktionen im Körper. Zum Beispiel fördern sie den Fettstoffwechsel und die Durchblutung, die Elastizität der Haut, das Herz-Kreislauf-System sowie den Wasserhaushalt und hemmen den Abbau der Knochenmasse. Auf den Stoffwechsel hat die Gruppe der Östrogene eine allgemein aufbauende Wirkung.

ÖSTRADIOL

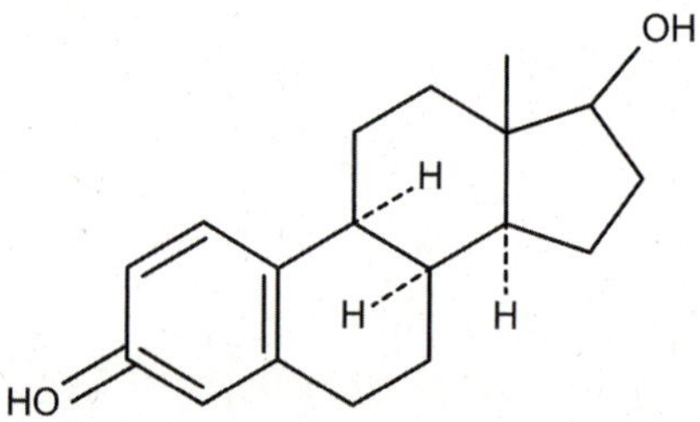

Die möglichen Auswirkungen durch einen Östrogenmangel in den Wechseljahren sind sehr vielfältig. Beschwerden sind etwa die für die Wechseljahre typischen Hitzewallungen. Aber auch Herzrasen oder ein diffuses Krankheitsgefühl mit Frösteln und Gliederschmerzen können ihre Ursache im Östrogenmangel haben.

Durch den schneller sinkenden Progesteronspiegel wirkt sich der Östrogenmangel aber zeitweise auch wie ein Östrogenüberschuss aus. Das Hormon kann sich ohne seinen Gegenspieler mit starken Blutungen und Stimmungsschwankungen als regelrechte Drama-Queen aufführen.

Welche weiteren Beschwerden im Zusammenhang mit den Wechseljahren möglich sind, kannst du im Kapitel „Typische Symptome – wo tut's denn weh?" ab S. 31 nachlesen.

Mit fortschreitendem Alter können auch weitere gesundheitliche Veränderungen auftreten. Bevor unklare Beschwerden den Hormoneskapaden zugeordnet werden, ist es wichtig, andere Ursachen ärztlich ausschließen zu lassen.

Progesteron, die Schlafmütze

Progesteron ist der wichtigste Vertreter der Hormongruppe der Gestagene. Das Hormon sorgt im Zyklus für die Vorbereitung der Gebärmutterschleimhaut auf die Einnistung der befruchteten Eizelle. Bei einer Schwangerschaft verhindert es einen neuen Eisprung und die Monatsblutung und besitzt eine schwangerschaftserhaltende Wirkung.

PROGESTERON

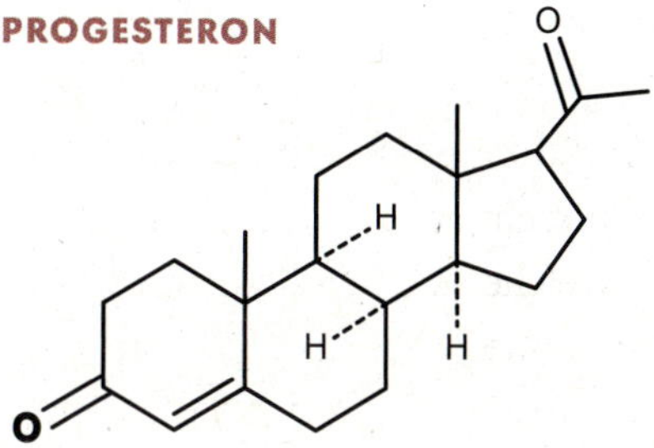

Neben geschlechtsspezifischen Funktionen unterstützt Progesteron die Hirnfunktion, regt den Stoffwechsel und das Immunsystem an, fördert den Knochenaufbau und das Haarwachstum, schützt Darm und Blutgefäße, unterdrückt Entzündungen, wirkt beruhigend und sorgt für einen guten Schlaf.

Ein Progesteronmangel kann unter anderem Stimmungsschwankungen, Ängste und Schlafstörungen zur Folge haben.

Progesteron und Östrogen werden aus dem gleichen Grundstoff gebildet wie das Stresshormon Cortisol. Bei Stress verwertet der Körper die Bausteine vorrangig zum evolutionär überlebenswichtigen Cortisol, die Progesteronbildung muss hinten anstehen. Das erklärt, warum Stress sowohl die Fruchtbarkeit einschränken, als auch Wechseljahressymptome verstärken kann.

Was du außer der Vermeidung von Stress noch gegen Wechseljahresbeschwerden unternehmen kannst, findest du im Kapitel „Typische Symptome – wo tut's denn weh?“ ab S. 31.

Ein Leben ohne Hormone?

Wenn Östrogen und Progesteron so wichtig sind für viele Funktionen im Körper, wie kommt eine Frau nach den Wechseljahren dann ohne diese Hormone aus? Das muss sie nicht, denn auch wenn die Produktion in den Eierstöcken endet, stellen zum Beispiel Fettgewebe und die Nebennierenrinde weiterhin geringe Mengen Östrogen und Progesteron her – ausreichend für alle körperlichen Abläufe, außer der Sexualfunktion.

Durch die Hormonumstellung in den Wechseljahren steigt die Wahrscheinlichkeit für Schilddrüsenprobleme (siehe auch S. 118). Sowohl eine Über- als auch eine Unterfunktion sind möglich, die beide den Wechseljahresbeschwerden ähnliche Symptome hervorrufen können. Deshalb empfiehlt es sich, bei Beschwerden auch die Schilddrüsenfunktion mit einer Blutuntersuchung überprüfen zu lassen.

Die Phasen des Wechsels – von sanft bis turbulent

Die Zeit des Wechsels beginnt circa zwischen dem 35. und 45. Lebensjahr, dauert zwischen 10 und 20 Jahre und lässt sich in vier Phasen unterteilen. Während in der ersten Phase die körperlichen Veränderungen oft unbemerkt ablaufen, verstärken sich in der zweiten Phase die hormonellen Schwankungen, sodass auch vermehrt Symptome spürbar werden. Diese fallen von Frau zu Frau sehr unterschiedlich aus und werden nicht selten zunächst gar nicht mit den Wechseljahren in Verbindung gebracht. Auch die Übergänge zwischen den einzelnen Phasen sind fließend und viele der möglicherweise auftretenden Symptome lassen sich nicht alleine einer Phase zuordnen.

Im allgemeinen Sprachgebrauch werden die Begriffe Wechseljahre und Klimakterium, aber auch Menopause synonym verwendet. Genau genommen bezeichnet die Menopause aber lediglich die letzte Monatsblutung vor dem dauerhaften Ausbleiben der Periode.

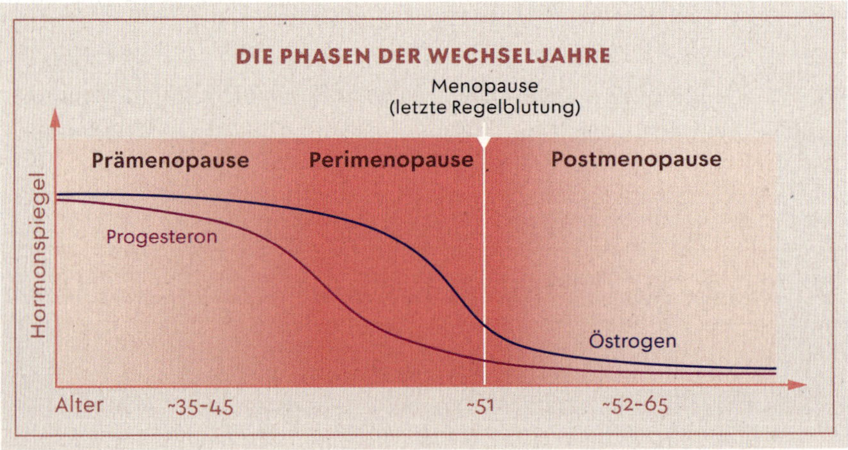

Prämenopause – es geht los ... oder doch noch nicht?

DURCHSCHNITTLICH ZWISCHEN DEM 35. UND 45. LEBENSJAHR

Die Prämenopause bezeichnet die Frühphase der Wechseljahre, in der sich der weibliche Zyklus zu verändern beginnt. Gegen Ende der Prämenopause nehmen die weiblichen Hormone Östrogen und Progesteron allmählich ab und es kommt zu mehr oder minder starken Zyklusveränderungen, die zu den ersten spürbaren Anzeichen der Wechseljahre gehören. Bei einigen Frauen fällt die Regelblutung ganz allgemein oder nur gelegentlich schwächer aus, bei anderen verstärkt sie sich – bis hin zu lang anhaltenden massiven Blutungen, die sehr belastend sein können. Auch eine Verkürzung oder Verlängerung des Zyklus und das Auftreten von Zwischenblutungen sind möglich.

Darüber hinaus können bereits in der Anfangszeit der Wechseljahre weitere Symptome auftreten, die sich leicht mit den Auswirkungen eines stressigen Alltags verwechseln lassen wie beispielsweise

- Schlafprobleme,
- Reizbarkeit,
- diffuse Ängste und
- depressive Verstimmungen.

Weitere körperliche Symptome, die in dieser frühen Phase spürbar sein können, sind:

- verstärktes prämenstruelles Syndrom und
- Brustspannen.

Für manche Frauen beginnen bereits in den 30ern völlig überraschend die Wechseljahre, wodurch sie gar nicht erst auf die Idee kommen, dass ihre Beschwerden in diesem Zusammenhang stehen könnten. Andere haben so diffuse, jenseits der viel thematisierten Hitzewallungen angesiedelte Symptome, dass sie diese ebenfalls nicht zuordnen können. Nicht selten ist das der Startpunkt für eine regelrechte medizinische Odyssee, weil auch viele Ärztinnen und Ärzte in ihrer Ausbildung nur wenig über die Wechseljahre in ihrer ganzen Komplexität und Bandbreite erfahren. Umso wichtiger sind eine frühzeitige Aufklärung und die Hilfe zur Selbsthilfe.

SYMPTOME DER WECHSELJAHRE

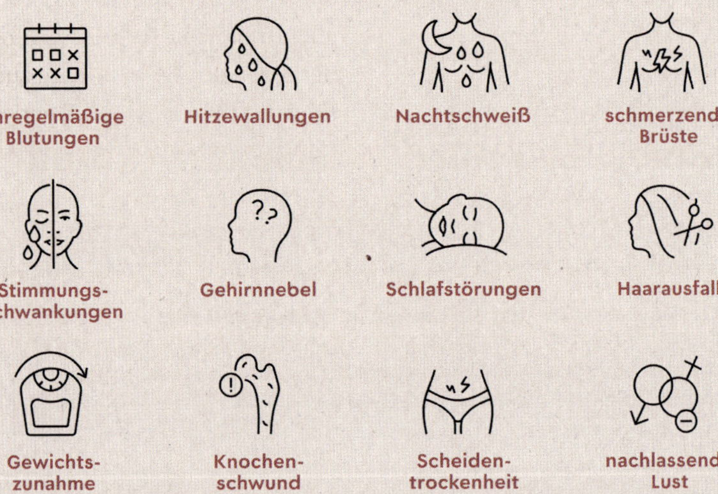
unregelmäßige Blutungen
Hitzewallungen
Nachtschweiß
schmerzende Brüste
Stimmungsschwankungen
Gehirnnebel
Schlafstörungen
Haarausfall
Gewichtszunahme
Knochenschwund
Scheidentrockenheit
nachlassende Lust

Perimenopause – jetzt wird's turbulent!

DURCHSCHNITTLICH ZWISCHEN DEM 40. UND 55. LEBENSJAHR

Die Perimenopause ist von einem stark schwankenden Hormonspiegel geprägt, wodurch sowohl Phasen eines Hormonmangels als auch eines Hormonüberschusses auftreten können, gerne auch beides gleichzeitig. Zu Beginn der Wechseljahre reifen weniger Eizellen heran und ein Eisprung wird seltener. Bleibt der Eisprung aus, wird in den Eierstöcken kein Progesteron gebildet, und es kommt es zu einer relativen Östrogendominanz. Durch den veränderten Hormonspiegel wird auch die Blutung unregelmäßiger, bis sie schließlich ganz ausbleibt.

Während der Perimenopause sind die Turbulenzen im weiblichen Körper besonders intensiv, weshalb zahlreiche, individuell sehr unterschiedliche Symptome auftreten können:

- Hitzewallungen und Schweißausbrüche
- Schwindelgefühle

- Schlafstörungen
- Stimmungsschwankungen
- Gewichtszunahme
- Lust-Verlust
- Gehirnnebel (Brain Fog)
- Vaginale Trockenheit
- Blasenprobleme
- Spannende, schmerzende Brüste
- Hautprobleme
- Herzrasen und -stolpern
- Haarausfall
- Gelenkschmerzen
- Muskelbeschwerden
- Wassereinlagerungen
- Verdauungsprobleme und Unverträglichkeiten
- Osteoporose
- Schilddrüsenprobleme

Die häufig im mittleren Alter auftretende Gewichtszunahme bei unverändertem Lebensstil lässt sich nicht allein auf die hormonellen Veränderungen der Wechseljahre zurückführen. Auch die im Alter geringer werdende Muskelmasse und der dadurch sinkende Kalorienbedarf spielen dabei eine Rolle. Wenn du mit über 40 dein Wohlfühlgewicht behalten möchtest, kannst du mit der richtigen Ernährung (siehe S. 122) sowie ausreichend Bewegung und einem gezielten Muskelaufbau (siehe S. 138) viel erreichen – und gleichzeitig die Auswirkungen des Wechsels abmildern.

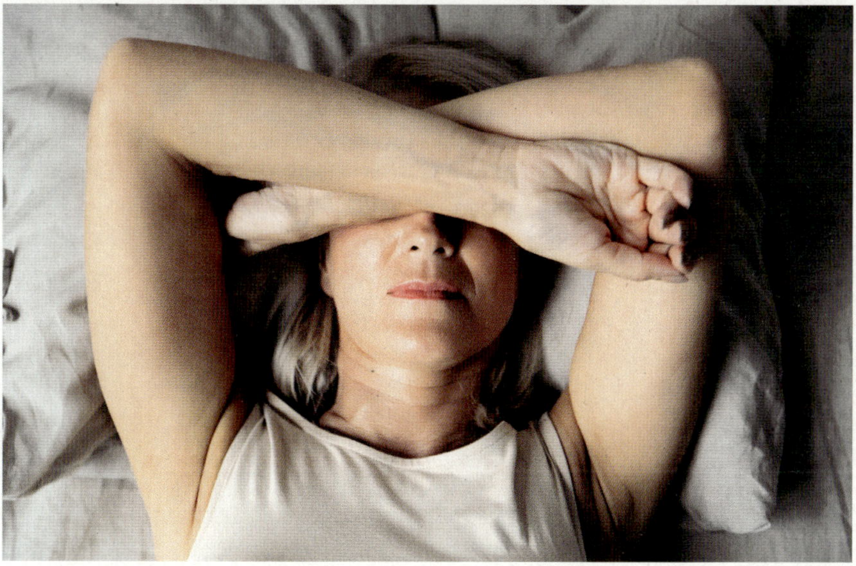

Menopause – (Neu-)Land in Sicht!

DURCHSCHNITTLICH MIT ANFANG 50

Der Eintritt der Menopause lässt sich nur im Rückblick festlegen, wenn die letzte Monatsblutung ein Jahr zurückliegt. In dieser Phase hat der Körper die Produktion von Östrogen und Progesteron stark reduziert. Symptome wie Hitzewallungen, Nachtschweiß, Schlafstörungen und Stimmungsschwankungen können zwar weiterhin auftreten, nehmen aber bei vielen Frauen durch das Abflauen der hormonellen Schwankungen ab. Bei einigen Frauen dauert es hingegen etwas länger, bis sich ein neues hormonelles Gleichgewicht einstellt, wodurch sie auch nach der Menopause noch mit den Auswirkungen des Wechsels zu kämpfen haben.

Postmenopause – die Ruhe nach dem Sturm?

AB ANFANG 50 BIS MITTE 60

Dies ist die Phase nach der Menopause und der letzte Abschnitt der Wechseljahre. Die Hormonspiegel haben sich auf einem niedrigen Niveau stabilisiert, und viele der typischen Wechseljahressymptome verschwinden.

Durch den Östrogenmangel können aber weiterhin Beschwerden auftreten oder ganz neue hinzukommen:

- Knochenverlust (Osteoporose)
- trockene Schleimhäute
- verstärkte Hautalterung
- dünner werdendes Haar
- Herzrhythmusstörungen und Herz-Kreislauf-Erkrankungen

Bei manchen Frauen kommt es zu Symptomen wie beispielsweise einem Damenbart. Das liegt daran, dass sehr viel weniger weibliche Sexualhormone produziert werden, die Menge männlicher Sexualhormone aber gleichgeblieben ist.

Jede Frau ist anders – auch in den Wechseljahren

Hast du dich vielleicht in einer oder mehreren der beschriebenen Phasen bereits wiedererkannt? Oder auch so gar nicht? Alles ist möglich, denn wie das auch sonst so ist im Leben: Frauen erleben die Wechseljahre sehr unterschiedlich. Während sich einige Frauen gar nicht oder kaum beeinträchtigt fühlen, sind die Auswirkungen für andere gravierend und halten über viele Jahre an.

Zu welcher dieser drei Gruppen du gehörst, wird nur zum Teil von deiner Veranlagung und anderen Faktoren bestimmt, die du nicht in der Hand hast. Wie du in den folgenden Kapiteln erfahren wirst, kannst du sehr wohl Einfluss auf deine Hormone und viele weitere Auswirkungen der Wechseljahre nehmen.

Etwa ein Drittel der Frauen erlebt nur milde Symptome und kommt, ohne Maßnahmen zu ergreifen, weitestgehend unbeeinträchtigt durch die Wechseljahre.

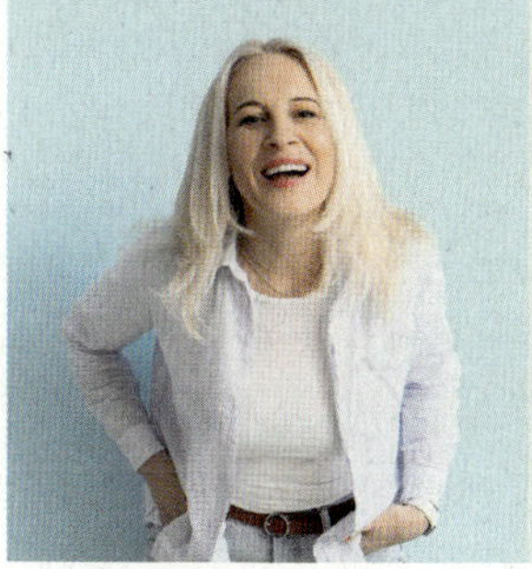

Etwa ein Drittel berichtet von leichten bis mittelschweren Beschwerden und hilft sich mit einfachen Haus- und Naturheilmitteln selbst über die intensivste Zeit des Wechselns hinweg.

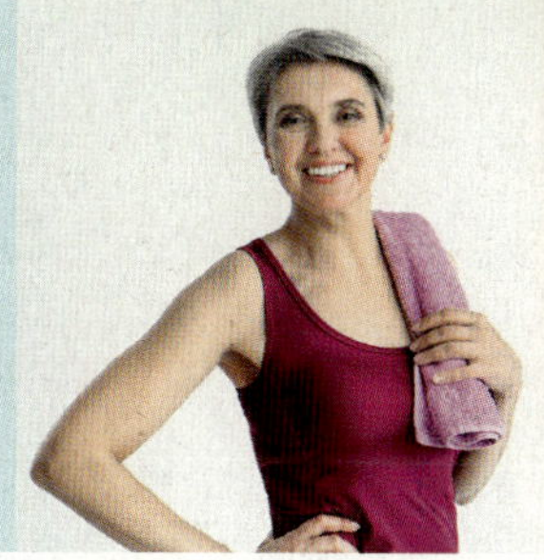

Das letzte Drittel empfindet starke Symptome sowie gravierende Auswirkungen auf die Lebensqualität und nimmt deshalb ärztliche Hilfe in Anspruch.

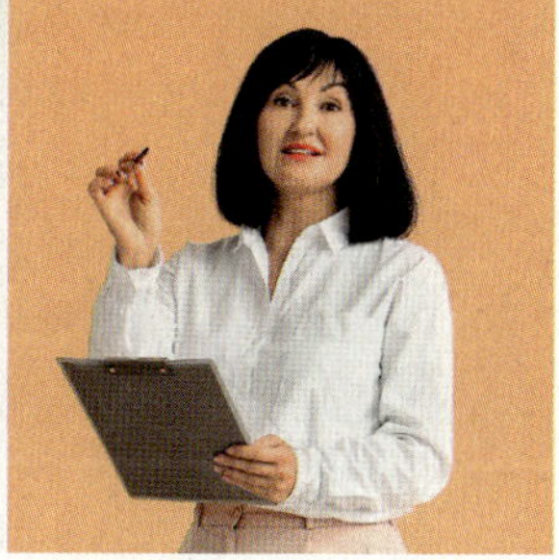

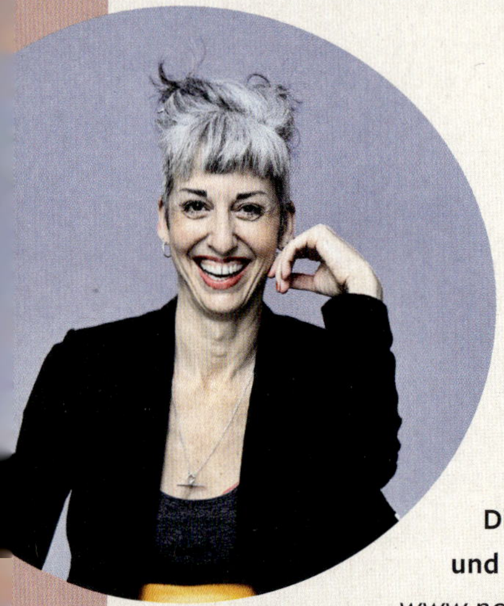

Über die Herausforderungen der Wechseljahre – ein Erfahrungsbericht

Von **NATALIE FINGER**,
Diplompsychologin, systemische Coach und Supervisorin (GSTB)
www.nataliefinger.com

Alles begann mit einer Ärzte-Odyssee

Meine zweite und letzte Schwangerschaft mit 42 Jahren hat rückblickend meinem Körper ganz schön viel abverlangt. Ich fühlte mich regelrecht „ausgezutzelt", und mir ging es körperlich und auch psychisch zunehmend schlechter. Für mich begann eine Ärzte-Odyssee, aber irgendwie fand weder der eine Arzt noch die andere Fachärztin die Ursachen für meine Beschwerden. Und auch die Behandlungsmöglichkeiten blieben eingeschränkt: Ich war aus schulmedizinischer Sicht „gesund". Mehrfach hörte ich den Satz: „Organisch ist alles in bester Ordnung". Das freute mich natürlich.

„Das ist psychosomatisch!"

So bekam ich – wie wahrscheinlich viele andere Frauen auch – die Diagnose „Das ist psychosomatisch", mit dem Sahnehäubchen-Satz on top: „Da müssten Sie sich als Psychologin doch auskennen und am besten wissen, was zu tun ist!"

Leider wusste ich das in diesem Fall nicht. Also begann ich, mich auf eigene Faust zu informieren, zu recherchieren und viel zu lesen. Mein großes Faible und Interesse für die vielschichtigen Zusammenhänge von Gesundheit - Körper - Psyche - Medizin motivierte mich zusätzlich. Aufgrund meiner Tätigkeit unter anderem im Bereich betriebliches Gesundheitsmanagement konnte ich zudem auf eine fundierte fachliche Grundlage aus psychologischer Perspektive zurückgreifen und diese mit meinen neuen Erkenntnissen verknüpfen.

Über den Aufbau eines helfenden Netzwerks

Die Psychosomatik ist ein sehr wichtiges Arbeits- und Forschungsfeld - auch und gerade in Bezug auf die Wechseljahre. Und die Analyse und Behandlung von Symptomen und Beschwerden ist komplex und bedarf immer eines ganzheitlichen Blicks aus verschiedenen Fachdisziplinen. All dies zu vereinen, braucht Zeit, Geduld, (Geld) und engagiertes, geschultes und ganzheitlich erfahrenes Fachpersonal. Ob man an so jemanden gerät, ist oft Glückssache und für Laien schwer einzuschätzen. Mir hat anfangs geholfen, mein angelesenes und verknüpftes Wissen in den Sprechstunden mit Ärztinnen und Ärzten weiter zu erforschen und Fragen zu stellen. Wenn ich bemerkte, dass ich in knapp bemessener Zeit nicht ernstgenommen und lediglich mit ein paar Pharmazeutika auf Rezept wieder entlassen wurde, habe ich mich anderweitig umgeschaut. So konnte ich mir neben kontinuierlicher Wissensaneignung (unter anderem Bücher, Blogs, Studien, Kongresse) über die Jahre hinweg einen Pool an Expertinnen und Experten aus unterschiedlichen Bereichen aufbauen (beispielsweise Osteopathie, Akupunktur, Naturheilkunde, Gynäkologie, Hormoncoaching), von denen ich mich ernstgenommen fühlte und mit denen ich meine Anliegen und Fragen besprechen konnte - selbstbewusst, informiert, neugierig und ohne Scham.

Über das Alleingelassenwerden vieler Frauen

In meiner Arbeit als Trainerin, Coach und Supervisorin begegne ich in Beratungen mittlerweile vielen Frauen in der Peri- und Menopause. Und ich bin erstaunt darüber, dass die meisten anscheinend nur schlecht oder gar nicht informiert sind beziehungsweise gar nicht erst in Erwägung ziehen, dass ihre Symptome möglicherweise mit der Menopause und den damit einhergehenden - auch eher unbekannten - Symptomen zusammenhängen könnten. Frage ich genauer nach, erfahre ich dann häufig, dass sich meine Klientinnen - eventuell aus eigener Unwissenheit und/oder Unsicherheit heraus - ausschließlich „symptomatisch" schulmedizinisch behandeln lassen (das heißt mit Blutdrucksenkern, Antidepressiva, Schlafmitteln und so weiter) und sich dann wundern, dass sich ihre Beschwerden nicht wie gewünscht verbessern beziehungsweise neue Gesundheitsprobleme hinzukommen.

Über die Zusammenhänge zwischen Lebensumständen und Beschwerdebild

Oft scheinen die ersten schleichenden Anzeichen des Hormonverlusts, wie beispielsweise plötzliche Unverträglichkeiten von Lebensmitteln oder Kosmetika, schlechtere Schlafqualität, stärkere Erschöpfungssymptome, Brain-Fog und Reizbarkeit, anfangs eher einer höheren Stressbelastung (zum Beispiel durch Job und Familie, Umweltbelastungen, Zukunftsängsten und -sorgen) zugeschrieben zu werden. Zu erkennen, dass zwischen dem Ausmaß an möglichen Wechseljahresbeschwerden und den Begleitumständen ein Zusammenhang besteht, ist ein wichtiger erster Schritt in die richtige Richtung. Und ich würde mir wünschen, dass genau an dieser Stelle der Faden mit den betroffenen Frauen aufgenommen wird, um sie mit einem „gesundheitlichen Weitblick" wie mit einer Art Kompass durch diese bemerkenswerte Lebensphase zu navigieren.

Über die Abwesenheit der Wechseljahre am Arbeitsplatz

Interessant ist auch meine Erfahrung, die ich mit Teams aus unterschiedlichen Arbeitskontexten mache. Wenn ich beispielsweise in Teamentwicklungsprozessen, in denen es um „schwierige Kommunikationsprozesse innerhalb von mehrgenerationalen Teams" geht, das Thema „Menopause" und die damit einhergehenden Veränderungen zur Sprache bringe, erlebe ich oft, dass diese in der Zusammenarbeit unter Kolleginnen weder wahrgenommen, noch kommuniziert oder gar berücksichtigt werden. Männliche Kollegen scheinen von dem Thema eher peinlich berührt bis überfordert zu sein.

Von Aufbruch und Zusammenhalt

Daher bin ich sowohl privat als auch in meinem Arbeitsfeld sehr engagiert und interessiert, was die bestmögliche Aufklärung im Kontext der Wechseljahre angeht, und ich unterstütze jegliche Bemühungen, dieses Thema zu enttabuisieren und vor allem auch die Arbeitswelt diesbezüglich zu verändern. Und dazu ist es unbedingt notwendig, dass wir Frauen für uns und die besonderen Herausforderungen dieses Lebensabschnittes einstehen – ohne Scham, mit Selbstbewusstsein und vereinter Kraft.

Selbsttest: Bin ich schon drin?

Der Irrglaube, dass die Wechseljahre erst mit dem Ausbleiben der Periode beginnen oder sich vor allem durch Hitzewallungen bemerkbar machen, hält sich hartnäckig. Dabei beginnt die Phase des Wechsels bereits lange vor der letzten Periode und kann von zahlreichen weiteren Symptomen physischer und psychischer Natur begleitet sein.

Je mehr der folgenden Fragen du mit Ja beantworten kannst, umso wahrscheinlicher ist es, dass das Abenteuer Wechseljahre für dich bereits begonnen hat:

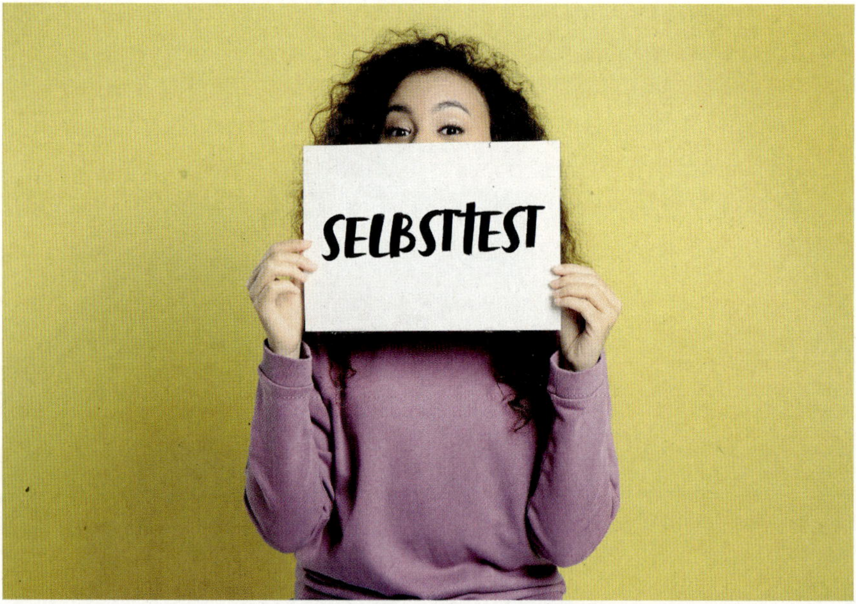

- Bist du 40 Jahre oder älter?
- Hast du seit einiger Zeit mit Einschlaf- oder Durchschlafproblemen zu kämpfen, für die es keine andere plausible Erklärung gibt?
- Macht sich dein Herz gelegentlich durch Herzrasen oder -stolpern bemerkbar, und deine Ärztin oder dein Arzt konnte bisher keine organische Ursache dafür ausmachen?
- Leidest du vermehrt unter Stimmungsschwankungen wie Nervosität oder depressiven Episoden, oder gehst du des Öfteren ohne ersichtlichen Grund an die Decke?
- Fühlst du dich häufiger erschöpft und/oder antriebslos?
- Verträgst du bestimmte Lebensmittel, Kosmetikprodukte oder andere Dinge nicht mehr so gut wie früher?
- Spannen deine Brüste in jüngster Zeit vermehrt, oder sind sie berührungsempfindlicher?
- Hast du den Eindruck, häufiger Dinge zu vergessen oder unkonzentrierter als früher zu sein?

Diese Liste ließe sich noch um zahlreiche Fragen ergänzen, denn die Liste der Symptome, die in den Wechseljahren auftreten können, ist lang, und jede Frau erlebt diese Lebensphase anders.

Im nächsten Kapitel geben wir dir einen Überblick über die häufigsten Symptome, beschreiben ihren Ursprung und – noch viel wichtiger – geben jede Menge praktische Tipps, wie die Beschwerden gelindert werden können. Im Anschluss erfährst du, mit welchen kleinen und größeren Veränderungen deines Alltags du den Wechseljahren und dem Alterungsprozess im Allgemeinen ein Schnippchen schlägst.

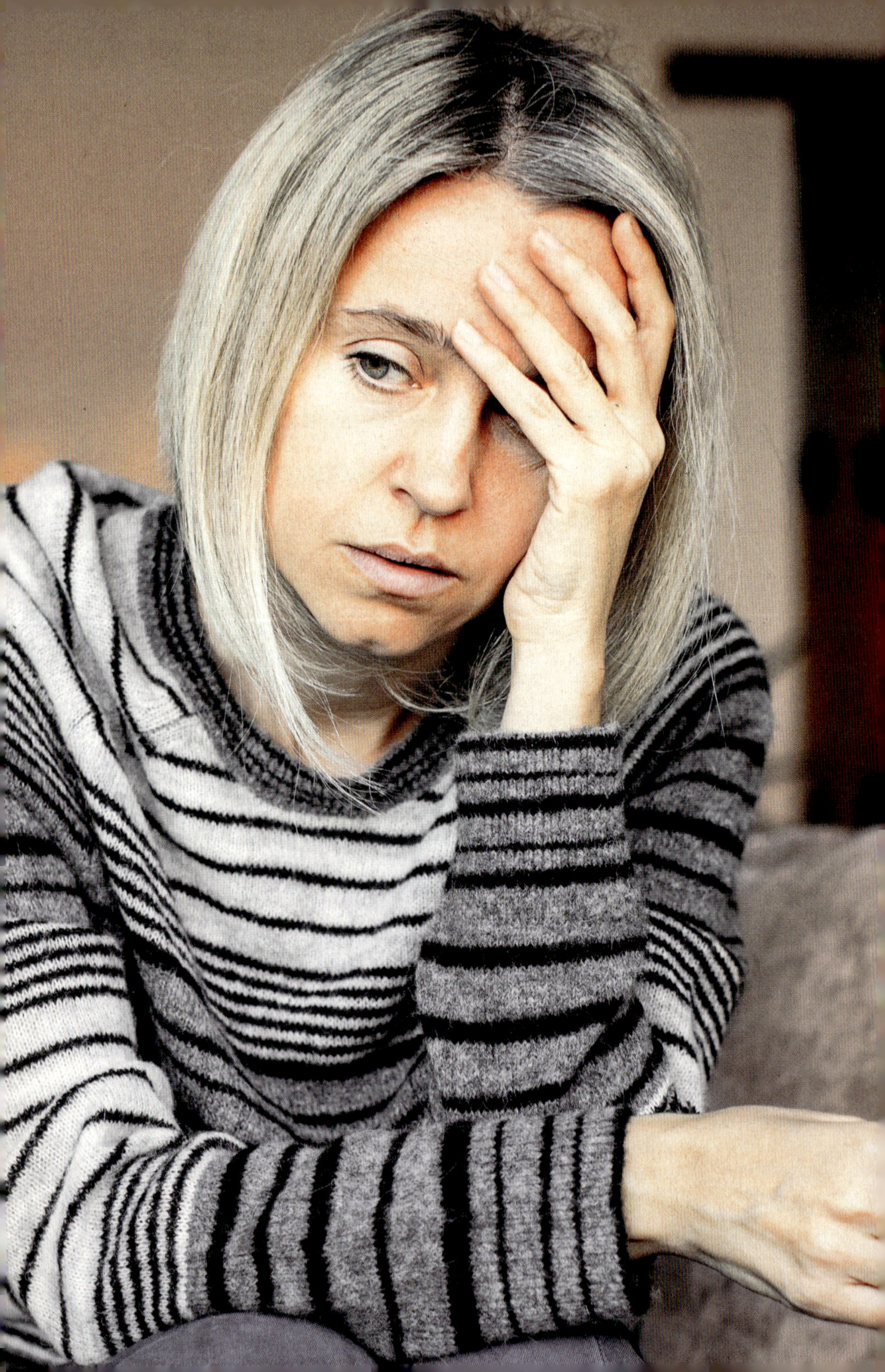

Typische Symptome – wo tut's denn weh?

Die Symptome der Wechseljahre sind so vielfältig wie die betroffenen Frauen selbst und werden nicht selten – selbst von Ärztinnen und Ärzten – gar nicht als solche erkannt. In diesem Kapitel erhältst du einen Überblick über besonders häufig auftretende Beschwerden, erfährst, welche Ursachen ihnen zugrunde liegen und findest jede Menge hilfreiche Tipps, um ihnen auch ohne Hormonersatztherapie zu begegnen.

Hitzewallungen und Schweißausbrüche – in the Heat of the Night

Ein im Oberkörper und Kopf aufsteigendes Hitzegefühl, kombiniert mit starkem Erröten (Flushing) und meist auch einem Schweißausbruch, Druck im Kopf, Herzrasen oder -stolpern ist das bekannteste und am weitesten verbreitete Symptom der Wechseljahre.

Etwa **drei Viertel aller Frauen** leiden unter diesen unvorhersehbaren Attacken, die zwar oft nur wenige Minuten anhalten, aber sehr belastend sein können: Innerhalb kürzester Zeit muss frau sich die Kleidung vom Leib reißen oder im Winter an die frische Luft gehen, um starkem Schwitzen zu entgehen, um kurz darauf zu frieren und sich wieder anzuziehen. Vielen sind Schweißperlen auf der Stirn und ein knallrotes Gesicht je nach Situation außerdem peinlich.

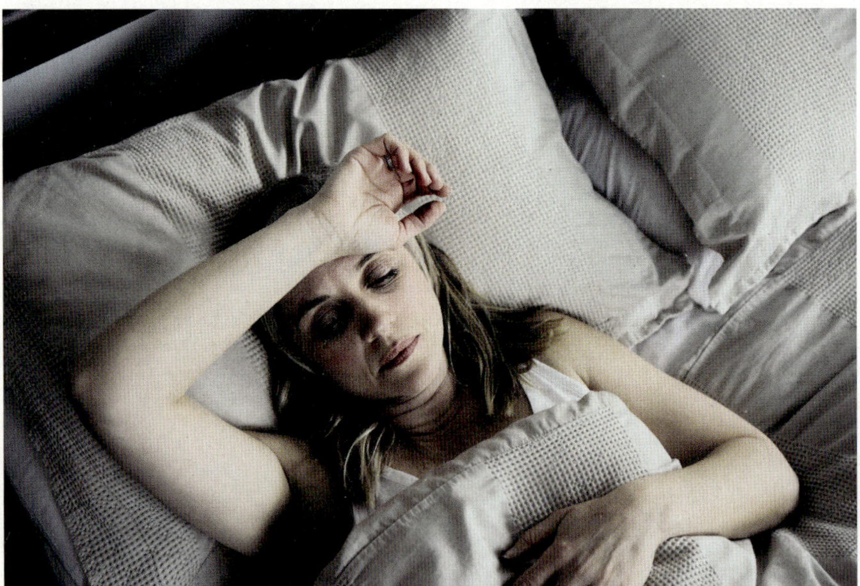

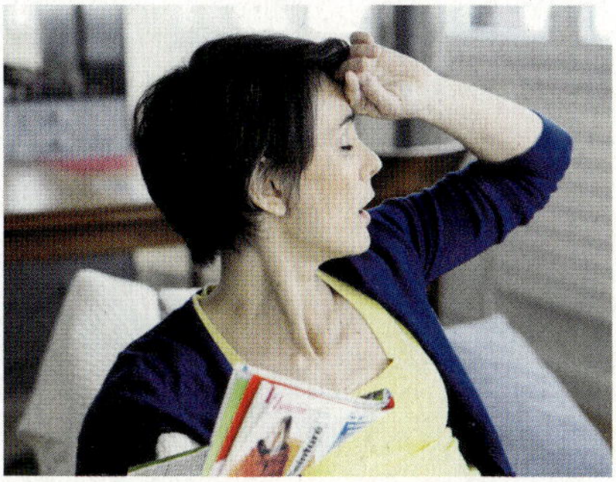

Sowohl Intensität, Häufigkeit als auch Dauer der Hitzewallungen können variieren: Manche Frauen erleben die fliegende Hitze insgesamt nur einige Male, andere **bis zu 20 Mal am Tag.**

Einige erleben nur einen Anflug von Hitze oder Erröten, viele sind nach einer Hitzewallung schweißgebadet, sodass sie sich unter Umständen umziehen müssen.

Nächtliche Schweißausbrüche bedeuten mitunter, dass nicht nur die Schlafkleidung, sondern auch die Bettwäsche durchgeschwitzt ist. Dadurch wird der **Schlaf zum Teil mehrmals in der Nacht unterbrochen.** Wer aus Bequemlichkeit oder vor lauter Müdigkeit aufs Umziehen verzichtet, riskiert in Folge Frieren und eine Erkältung.

Der Grund für die unangenehmen Hitzeattacken ist noch nicht bis ins Detail geklärt, liegt aber im Gehirn. Auslöser ist dabei der schwankende und insgesamt sinkende Östrogenspiegel. Der Hypothalamus, der für die Temperaturregulierung im Körper verantwortlich ist, kommt **durch den veränderten Östrogenspiegel** aus dem Takt und sendet unangemessene Signale*.

Da der Östrogenspiegel erst gegen Ende der Wechseljahre stark sinkt, verstärken sich die Hitzewallungen meist im Laufe der Wechseljahre. Im Schnitt dauern sie sieben Jahre lang, können aber auch nach drei Jahren enden oder zehn Jahre anhalten. Es lohnt sich also, etwas dagegen zu unternehmen, statt die „Anfälle" still zu ertragen.

Um die lästigen Hitzewallungen zu reduzieren, kommen verschiedene Mittel und Methoden infrage, die sich individuell auswirken können. Probiere aus, was dir am besten hilft:

- **Ernährungsumstellung:** Alkohol, Kaffee, scharfe Gewürze und oft auch stark zuckerhaltige Speisen fördern Schweißsekretion und -geruch. Sie werden am besten eingeschränkt oder weggelassen. Günstig wirkt sich eine eiweiß-

* https://www.kup.at/kup/pdf/8156.pdf

und ballaststoffreiche Ernährung mit gesunden Fetten aus. Insbesondere Omega-3-Fettsäuren, die zum Beispiel in Fisch und Leinöl enthalten sind, versprechen Linderung. Die Studienlage dazu ist allerdings noch sehr dünn. (Siehe dazu auch im Abschnitt über Ernährung ab S. 122.)

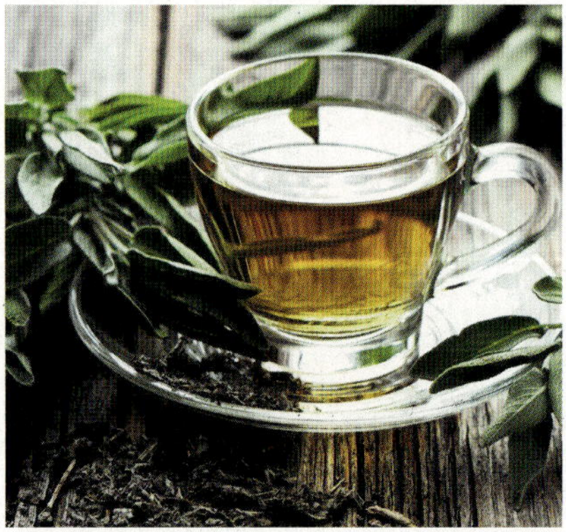

- **Salbei:** Das mediterrane Kraut reduziert nachweislich die Schweißproduktion. Wie Salbei dir in den Wechseljahren noch helfen kann und wie du ihn anwendest, erfährst du auf S. 155.

- **Baldrian:** Schon lange bekannt ist Baldrian als Schlafmittel. Es ist jedoch auch gegen Unruhe und leichte nervöse Beschwerden, insbesondere bei Hitzewallungen in den Wechseljahren, wirksam. Die Pflanzenwurzel ist in vielfältiger Form als Tee, Kapseln, Tabletten und Tropfen erhältlich.

- **Pflanzliche Hormone:** Rotklee und Rhabarberwurzel enthalten Phytoöstrogene, die ausgleichend auf den Hormonhaushalt wirken. Damit helfen sie nicht nur gegen Hitzeattacken, sondern gegen vielfältige Wechseljahresbeschwerden. Die Pflanzen sind in getrockneter Form als Tees erhältlich oder als Präparate in Drogerien und Apotheken.

  Auch Soja enthält dem körpereigenen Östrogen ähnliche Stoffe. Sojaprodukte wie Sojamilch und -joghurt, Tofu oder Miso lassen sich auch bei einer nicht vorwiegend pflanzlichen Ernährung sehr einfach in den Speiseplan einbauen.

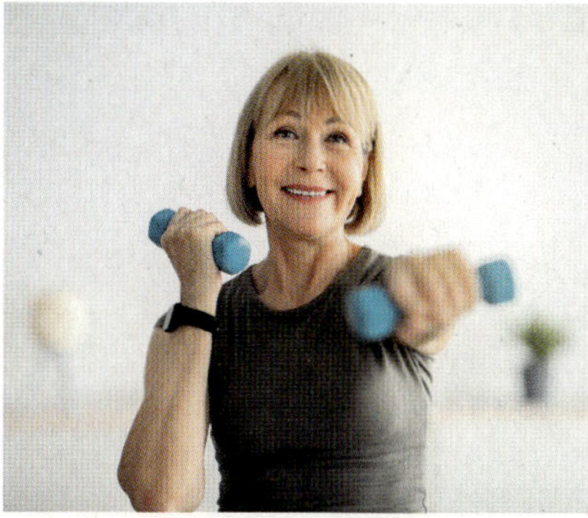

- **Sport:** Es empfiehlt sich, Sport zu treiben, um Stress und Übergewicht zu reduzieren, die beide zu vermehrtem Schwitzen führen können. Um zusätzlich dem zunehmenden Muskelabbau entgegenzuwirken, ist Kraftsport (siehe S. 138) besonders geeignet.

- **Wechselduschen:** Ein mehrfacher Wechsel von Warm zu Kalt beim morgendlichen Duschen, mit einem kalten Guss zum Abschluss trainiert die Gefäße und damit die Temperaturregulierung des Körpers.

- **Geeignete Kleidung:** Scheinbar unbedeutend, aber in der Praxis sehr hilfreich ist es, lockere Kleidung in mehreren Lagen zu tragen. Wenn sich eine Hitzewallung ankündigt, kannst du eine weite Jacke und einen Schal schneller und frisurfreundlicher aus- und wieder anziehen als beispielsweise einen eng anliegenden Rollkragenpullover. Dadurch lässt sich der sonst unvermeidbare Schweißausbruch vielleicht noch abwenden oder zumindest mildern.

  Kleidungsstücke aus atmungsaktiven pflanzlichen Fasern, wie etwa Baumwolle, Leinen, Seide oder Bambus sind bei häufigem Schwitzen besonders empfehlenswert. Vermeide dagegen Synthetik, die einen Hitzestau geradezu begünstigt.

- **Kaltes Wasser:** Wenn du schnell genug reagierst, lässt sich die Hitze und der damit verbundene Schweißausbruch auch einfach durch Wasser verhindern: Trinke ein Glas möglichst kaltes Wasser oder lass kaltes Wasser über deine Handgelenke laufen, um wieder auf „Normaltemperatur“ zu kommen.

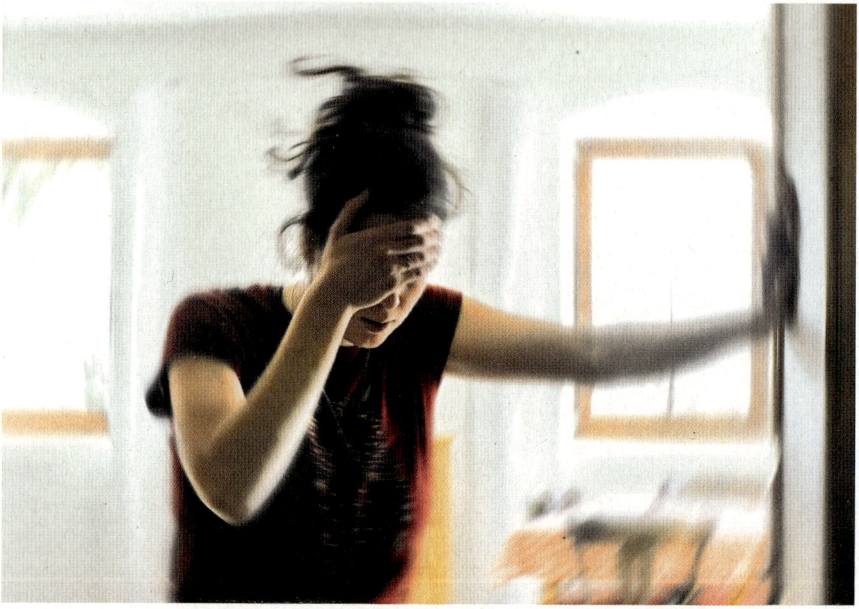

Schwindelgefühle – alles dreht sich um dich

Schwindelgefühle kommen aus dem Nichts und fühlen sich mitunter besonders bedrohlich an, auch deshalb, weil viele Frauen sie nicht sofort mit den Wechseljahren in Verbindung bringen. Dabei gehören Schwindelgefühle zu den Symptomen, die nicht wenige Frauen im Laufe des Wechsels betreffen. Die medizinischen Ursachen sind zwar noch nicht vollumfänglich geklärt, sehr wahrscheinlich gehören aber die starken **hormonellen Schwankungen in der Perimenopause** zu den Hauptauslösern des unangenehmen Phänomens.

Östrogen und Progesteron sind nicht nur zentrale Akteure im weiblichen Zyklus (siehe S. 15), sondern haben auch Auswirkungen auf viele weitere Stoffwechselprozesse, darunter das Herz-Kreislauf-System und die Blutgefäße. Während Östrogen die Blutgefäße erweitert, sorgt Progesteron für eine Verengung. Als Folge der Hormonschwankungen kann es deshalb auch zu **Kreislaufschwankungen und Durchblutungsstörungen** kommen, die sich in Form von Schwindelgefühlen bemerkbar machen – gelegentlich auch begleitet von Herzrasen (siehe auch S. 89), Übelkeit und Kopfschmerzen. Meist dauern die Beschwerden nur wenige Sekunden an.

> **WICHTIG:** Um andere Ursachen auszuschließen, empfiehlt es sich bei wiederholt auftretendem Schwindel, ärztliche Beratung in Anspruch zu nehmen.

Falls ein **akuter Schwindelanfall** nicht nach wenigen Sekunden von selbst wieder verschwindet, versuch dich auf einen festen Punkt zu fixieren und dein Gehirn mit tiefen Atemzügen (am besten an der frischen Luft) mit Sauerstoff zu versorgen, um deinen Kreislauf zu stabilisieren. Ebenfalls hilfreich bei starkem Schwindel bis hin zum Gefühl „ohnmächtig zu werden" ist es, sich flach hinzulegen und die Beine erhöht zu lagern – zum Beispiel auf einem Stuhl.

Hausmittel bei wechselbedingten Kreislaufbeschwerden

Wenn dein Kreislauf in den Wechseljahren immer mal wieder verrücktspielt, sollte die erste Maßnahme sein, auf eine **ausreichende Flüssigkeitsversorgung** zu achten. Als Richtwert kannst du dich an 1,5 bis 2 Litern in Form von Wasser oder ungesüßten Getränken pro Tag orientieren. Je nach sportlicher Aktivität darf es auch mehr sein. Falls du aufgrund von Hitzewallungen so stark schwitzt, dass neben großen Mengen an Flüssigkeit auch noch vermehrt Elektrolyte verloren gehen, kann es sinnvoll sein, diese über eine Elektrolytlösung wieder aufzunehmen.

Elektrolytlösung selber machen

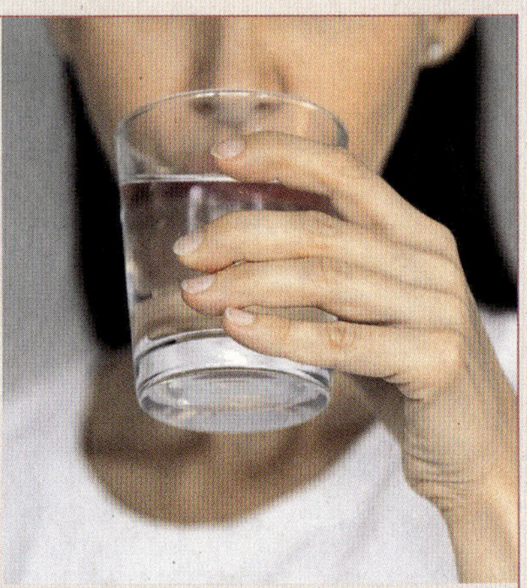

Statt eine Elektrolytlösung zu kaufen, lässt sich diese ganz einfach aus den folgenden Zutaten selber machen*:

- **1 L abgekochtes Leitungswasser oder stilles Mineralwasser**
- **½ gestr. TL Salz**
- **6 gestr. TL Zucker**
- **optional 100 ml Orangensaft als Kaliumquelle**

Zucker und Salz im Wasser lösen, dann den Orangensaft hinzufügen. Die Mischung direkt trinken oder kühl lagern und nicht länger als 24 Stunden aufbewahren; lieber mehrmals kleinere Mengen frisch zubereiten.

* https://rehydrate.org/solutions/homemade-ors.pdf

Auch die Inhaltsstoffe des Ingwer regen den Kreislauf an und lassen sich als Ingwertee, Ingwer-Shot oder Goldene Milch genussvoll in den Alltag integrieren. Darüber hinaus stärkt regelmäßige Bewegung (siehe S. 135) das Herz-Kreislauf-System und beugt der in der Menopause vermehrt auftretenden Osteoporose (siehe S. 114) vor.

Sollten die kleinen Alltagstricks und Gewohnheitsänderungen keine ausreichende Wirkung zeigen, kann es sinnvoll sein, über eine Phytotherapie oder eine Hormonersatztherapie nachzudenken, um das Problem an der Wurzel zu packen und die mutmaßlich zu starken Hormonschwankungen abzumildern.

Schlafstörungen – sleepless, nicht nur in Seattle

Ein- und Durchschlafprobleme können in allen Lebensphasen auftreten. Wenn sie sich im mittleren Lebensabschnitt häufen, ist die Wahrscheinlichkeit allerdings groß, dass die nächtlichen Unruhen durch hormonelle Schwankungen im Wechsel verursacht oder verstärkt werden.

Zwar lässt sich die eine oder andere kurze Nacht verschmerzen. Bei mehreren schlaflosen Nächten hintereinander stellt sich dagegen schnell ein „zombieartiges Gefühl" ein und die Leistungsfähigkeit im Job oder bei sonstigen Aufgaben, die der Alltag bereithält, sinkt rapide. Ganz zu schweigen davon, dass Schlafmangel auf Dauer zu massiven gesundheitlichen Problemen wie Herz-Kreislauf-Erkrankungen, Diabetes, Demenz und mehr beitragen kann.

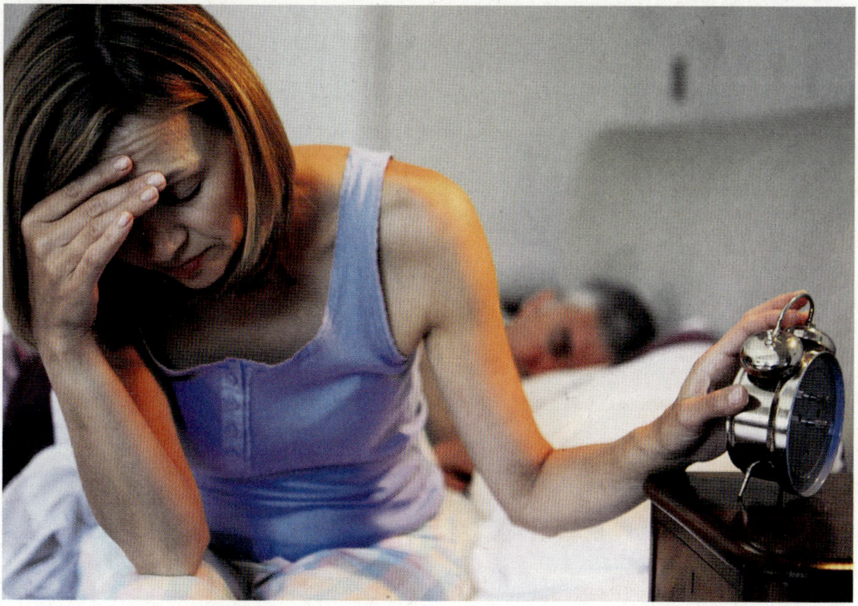

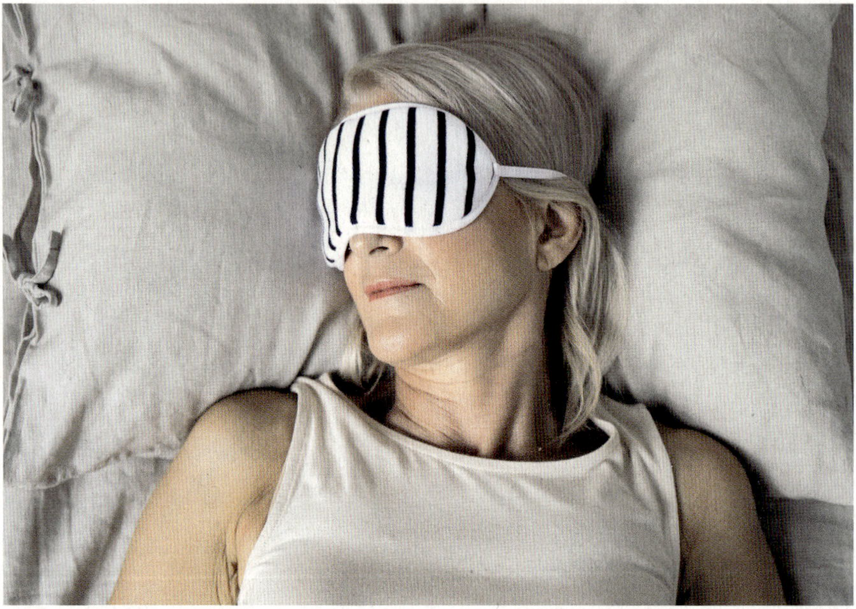

Schlaftabletten gehen nicht selten mit erheblichen Nebenwirkungen und dem Risiko einher, eine Abhängigkeit zu entwickeln. Erfreulicherweise gibt es auch für dieses wechselbedingte Problem zahlreiche sanftere Tricks und Mittelchen.

Tageslicht und Dunkelheit – beides ist wichtig

Bevor du zu dem einen oder anderen schlaffördernden Wirkstoff greifst, schau dir zunächst deine Alltagsroutinen einmal genauer an. Denn sowohl zu wenig Tageslicht als auch zu viel Helligkeit am Abend und in der Nacht können deinen Schlaf beeinträchtigen und die hormonell bedingten Beschwerden verstärken.

Aktuell häufig thematisiert wird die schlafstörende Wirkung künstlicher Lichtquellen, insbesondere solcher mit hohem Blaulichtanteil wie Smartphones und andere Bildschirme. Weit weniger bekannt ist die Bedeutung natürlichen Lichts für einen funktionierenden Schlaf-Wach-Rhythmus und viele weitere gesundheitsförderliche Prozesse. Mit regelmäßigen Aufenthalten im Freien und einer Abendroutine, bei der du künstliche Lichtquellen bereits einige Zeit vor dem Zubettgehen ausschaltest beziehungsweise beiseitelegst, lässt sich oft schon eine Verbesserung erreichen. Auch kann selbst schwaches Licht (zum Beispiel von einer Straßenlaterne vor deinem Fenster) den Schlaf beeinträchtigen. Abhilfe schaffen Rollläden oder Verdunklungsrollos. Alternativ kann eine Schlafbrille schnell und unkompliziert für Dunkelheit sorgen.

Schlummerdüfte und schlaffördernde Getränke

Eine weitere Möglichkeit, das Ein- und Durchschlafen zu erleichtern, bieten diverse Heilkräuter mit entspannender Wirkung. Dazu zählen die Klassiker Baldrian, Hopfen, Lavendel und Zitronenmelisse. Als

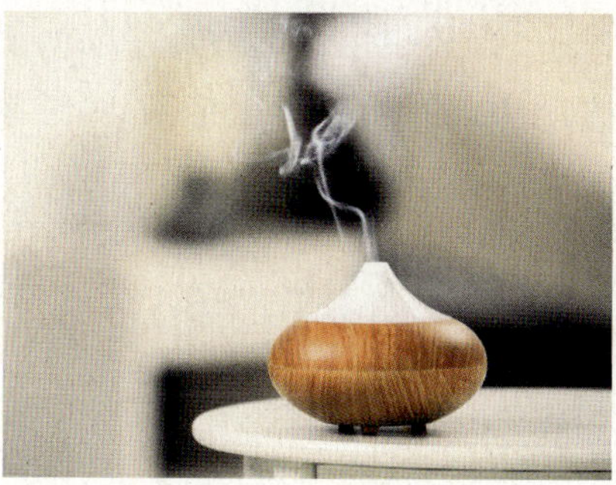

Teeaufguss mit dem einzelnen Kraut oder in Form einer schlaffördernden Teemischung stimmen sie auf die Bettzeit ein. Wenn du nicht zu den Teeliebhaberinnen gehörst, kann dir ein fein duftendes Kräuterkissen zu süßen Träumen verhelfen.

Einfache Methoden, von schlaffördernden Düften zu profitieren, findest du auch in der Aromatherapie. Vor allem die ätherischen Öle Lavendel, Melisse und Zirbe haben sich als Schlummerdüfte bewährt und können ohne viel Aufwand mit einem Diffuser im Raum vernebelt oder als Schlaf-gut-Spray aufs Kopfkissen gesprüht werden.

Das Schlafhormon Melatonin ankurbeln

Datteln sind mit ihren zahlreichen Vitalstoffen nicht nur eine gesunde Alternative für alle Naschkatzen, sondern eignen sich auch als natürliches Schlafmittel, denn sie enthalten eine größere Menge entspannungs- und schlaffördernden Tryptophans. Die essentielle Aminosäure spielt eine wichtige Rolle bei der Bildung des Schlafhormons Melatonin. In ihren traditionellen Anbaugebieten gelten Datteln deshalb als bewährtes Hausmittel für einen gesunden Schlaf. Auch Sauerkirschsaft wirkt als Tryptophan-Quelle schlaffördernd, wie die Daten einer Studie mit Sauerkirschsaftkonzentrat* zeigen.

Zwar ist ein Mangel an Tryptophan bei einer ausgewogenen Ernährung (siehe S. 122) eher unwahrscheinlich. Dennoch kann es sinnvoll sein, bei Schlafstörungen in den Wechseljahren bewusst Lebensmittel mit hohem Tryptophangehalt in den Speiseplan aufzunehmen. Neben Datteln und Sauerkirschen gehören dazu:

- Eier
- Fisch
- Geflügelfleisch
- Haferflocken
- Hülsenfrüchte
- Kakaobohnen
- Milchprodukte
- Nüsse und Kerne
- Sojaprodukte

Warum nicht gleich zu einem Melatoninpräparat greifen? Eine kurzzeitige Einnahme von Melatonin gilt zwar als unbedenklich, als Dauermedikation ist das Hormon allerdings umstritten und noch wenig erforscht. Auch kann eine Überdosierung zu gesundheitlichen Problemen wie Kopfschmerzen, Nervosität, Verdauungsproblemen und Schwindelgefühlen führen. Wenn du die Einnahme von Melatoninpräparaten in Betracht ziehst, lass dich deshalb am besten vorab ärztlich beraten.

Apropos Ernährung: Auch zu spät am Abend eingenommene Mahlzeiten können die Schlafqualität negativ beeinflussen. Das ist kein Wunder, schließlich ist der Körper noch mit dem Verdauen beschäftigt und kann deshalb schwerer in den Ruhe- und Regenerationsmodus wechseln. Entsprechend empfiehlt es sich, mindestens 2 Stunden vor dem Schlafengehen nichts mehr zu essen.

Neben den genannten Tricks und Hausmitteln helfen regelmäßige Bewegung (siehe S. 135) sowie eine gezielte Stressreduktion (siehe S. 143) dabei, besser ein- und durchzuschlafen. Auch eine Abmilderung der hormonellen Schwankungen durch passende Heilkräuter (siehe S. 154) können sich positiv auf die Schlafhygiene auswirken.

* https://link.springer.com/article/10.1007/s00394-011-0263-7

Tipps von der Schlafexpertin

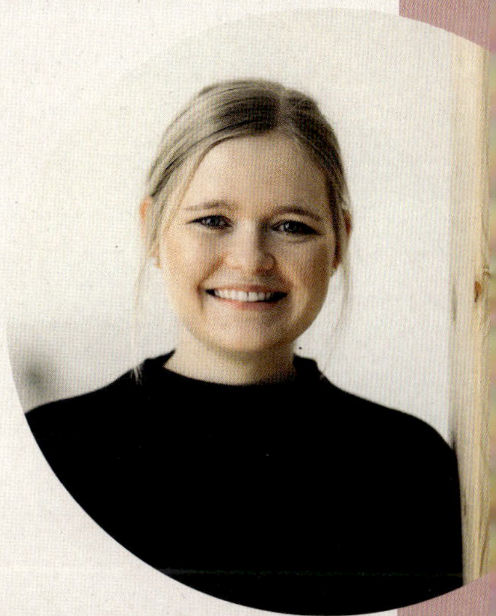

MAREIKE ADOMAT,
Schlafcoach
www.menosleep.de

Warum gehören Schlafprobleme zu den besonders häufig auftretenden Symptomen in den Wechseljahren?

Schlafprobleme stellen ein weitverbreitetes Symptom in den Wechseljahren dar und können in allen vier Phasen des Wechsels auftreten. Sie werden oft durch diverse Lebenssituationen, begleitende Wechseljahresbeschwerden, wie zum Beispiel Nachtschweiß und Hitzewallungen, die eigenen Verhaltens- und Denkweisen sowie weitere Einflussfaktoren bedingt. Eine gute Schlafqualität erleichtert dahingegen die einzelnen Phasen der Wechseljahre erheblich.

Die Hauptursache für Schlafprobleme in den Wechseljahren liegt jedoch im gestörten Zusammenspiel der Hormone. Nicht nur Östrogen und Progesteron, sondern auch Melatonin und Cortisol, die den Tag-Nacht-Rhythmus steuern, sind entscheidend für einen ausgeglichenen Hormonhaushalt. Reduziert sich die Produktion einzelner Hormone, während das Cortisol auf einem konstanten Level bleibt, gerät die Hormonbalance aus dem Gleichgewicht. Die Auswirkungen zeigen sich in erschwertem Einschlafen, nächtlichem oder vorzeitigem Erwachen, leichterem Schlaf sowie Tagesmüdigkeit und Erschöpfung.

Wie können Frauen mit Schlafproblemen umgehen?

Es ist ratsam, dass Schlafprobleme in den Wechseljahren mit Priorität angegangen werden. Eine unzureichende Schlafqualität kann nicht nur das Energielevel beeinträchtigen, sondern auch andere Symptome wie Gewichtsschwankungen, Konzentrationsschwierigkeiten und die emotionale Verfassung beeinflussen.

Ergänzend zu den klassischen Schlaftipps sind hier meine fünf Top-Empfehlungen:

1. **Sei bereit für Veränderungen:** Die Wechseljahre bedeuten Anpassungen im Körper. Daher ist es wichtig, die innere Uhr neu zu justieren und herauszufinden, was der Körper in dieser Zeit wirklich braucht.

2. **Setz dich selbst und deinen Schlaf in den Mittelpunkt:** Vermeide Grübeleien und Sorgen, die die wertvolle Zeit der mentalen und körperlichen Regeneration in der Nacht beeinträchtigen. Konzentriere dich bewusst auf deine eigenen Bedürfnisse.

3. **Achte auf das Zusammenspiel deiner Hormone:** Steigere auf natürliche Weise die Produktion von Melatonin, beispielsweise durch ausreichend Tageslicht, und reguliere dein Cortisol durch stressreduzierende Maßnahmen.

4. **Schaff dir klare Strukturen in den Morgen- und Abendstunden:** Geh rechtzeitig ins Bett, anstatt auf dem Sofa einzuschlafen. Lebe im Einklang mit deiner inneren Uhr und sorge für einen regelmäßigen Schlaf-Wach-Rhythmus.

5. **Lass dich nicht verunsichern:** Die meisten Schlafprobleme sind vorerst unbedenklich und können durch eine gesunde Schlafhygiene, ein Schlafcoaching und ggf. auch dem Einsatz einer Hormonersatztherapie gelöst werden. Es gibt viele natürliche Lösungsansätze, um die Wechseljahre positiv und gesund zu erleben.

Stimmungsschwankungen – die kleine Meerjungfrau und Rumpelstilzchen

Ebenso verbreitet wie Hitzewallungen sind Stimmungsschwankungen in den Wechseljahren: Drei von vier Frauen leiden unter unberechenbaren Launen, sind deprimiert oder gehen bei geringsten Unstimmigkeiten an die Decke. Das ist nicht nur für die Betroffenen selbst eine Belastung, sondern auch für ihnen nahestehende Personen.

Typische Symptome für wechseljahresbedingte Stimmungsschwankungen sind:

- Nervosität
- Unzufriedenheit
- Erschöpfung
- Traurigkeit
- Aggressivität

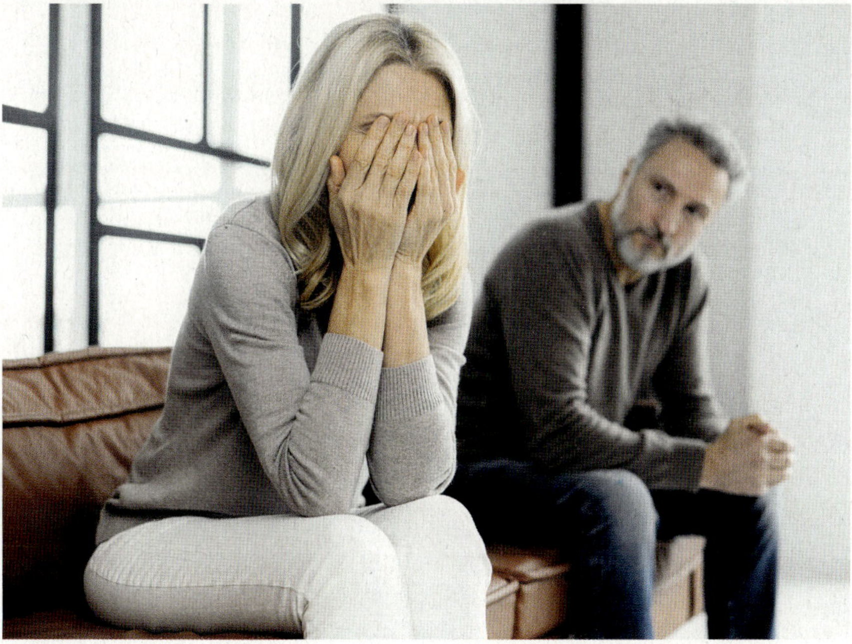

Viele Frauen kennen ähnliche Verstimmungen bereits aus den Tagen vor der Menstruation. Kein Wunder, die Ursache ist nämlich die gleiche: ein geringer Progesteron- und Östrogenspiegel. Progesteron sorgt unter anderem für Wohlbefinden, Ruhe und Entspanntheit, Östrogen für positive Stimmung, Vitalität und sexuelle Lust. Dementsprechend kann ein Mangel der beiden Hormone ganz schön auf die Stimmung schlagen. Während sich das innere Rumpelstilzchen beim prämenstruellen Syndrom meist nur an ein bis zwei vorhersehbaren Tagen im Monat zeigt, kann es in den Wechseljahren dagegen häufiger und unberechenbarer aufstampfen, da die Hormone quasi verrücktspielen.

Östrogen ist außerdem an der Bildung von Serotonin, einem der so genannten Glückshormone, beteiligt. Ein Östrogenmangel verursacht also gleich einen doppelt niedrigeren „Glückspegel".

Nicht zuletzt sind die Wechseljahre meist auch Zeiten des Umbruchs: Die Fruchtbarkeit neigt sich dem Ende zu, der Körper verändert sich, erste Alterserscheinungen lassen sich nicht mehr leugnen. Damit rückt die eigene Endlichkeit näher. Vielleicht sind zudem die Kinder flügge oder die eigenen Eltern alt und pflegebedürftig. Allein das reicht doch schon aus für schwankende Stimmungslagen, auch ohne Hormonmangel.

Aktiv gegen schlechte Laune

Stimmungsschwankungen musst du nicht einfach hinnehmen. Um deine Launen in den Griff zu bekommen und die Wechseljahre positiv und gelassen zu erleben, kannst du einiges unternehmen.

Ernährung: Um den Serotoninspiegel zu heben, sind **tryptophanreiche Lebensmittel** empfehlenswert. Die Aminosäure L-Tryptophan ist nämlich zur Bildung von Serotonin notwendig. Besonders viele Tryptophane sind enthalten in:

- tierischen Produkten wie Eiern, Milchprodukten, Fisch und Geflügel
- Getreide wie Haferflocken, Weizenkleie, Amaranth und Quinoa
- Hülsenfrüchten, insbesondere Sojabohnen

- Nüssen wie etwa Cashewkernen und Erdnüssen
- Samen wie Leinsamen und Sonnenblumenkernen
- Datteln
- dunkler Schokolade

Aus Serotonin stellt der Körper außerdem Melatonin her, das für einen guten Schlaf sorgt. Eine tryptophanreiche Ernährung hilft also auch, Schlafstörungen zu vermeiden (siehe auch S. 39), was sich zusätzlich positiv auf die Stimmung auswirken kann.

Relativ neu ist außerdem die Erkenntnis, dass **Probiotika** die Stimmung aufhellen und im Kampf gegen Depressionen unterstützen können. Die gesundheitsfördernden Mikroorganismen siedeln sich im Darm an und sorgen zudem für ein starkes Immunsystem und eine problemlose Verdauung. Zwar gibt es Probiotika auch als Nahrungsergänzungsmittel, viel gesünder und leckerer ist es aber, regelmäßig probiotische Lebensmittel wie Sauerkraut, Joghurt, Kombucha, Miso oder Apfelessig in die Ernährung zu integrieren.

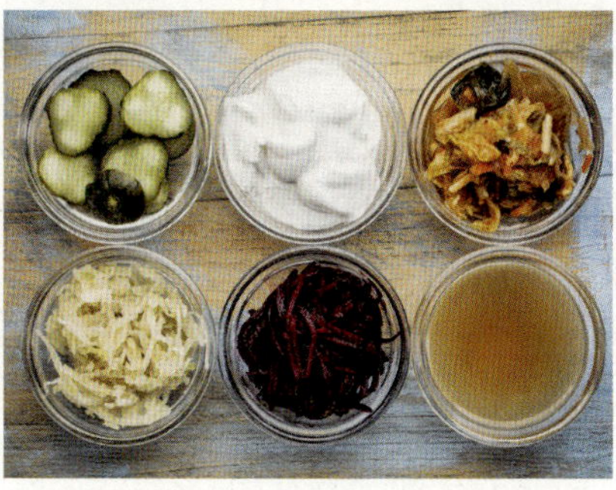

Vitamine und Mineralien: Eine gesunde Ernährung und Lebensführung sorgt im Allgemeinen für eine ausreichende Versorgung mit Vitaminen und Mineralien. Eine Ausnahme ist **Vitamin D,** das der Körper mithilfe von Sonnenlicht bildet. Ein zu niedriger Vitamin-D-Spiegel ist in nördlichen Gegenden weitverbreitet und führt unter anderem dazu, sich am liebsten im Bett verkriechen zu wollen. Vitamin D kann durch Lebensmittel wie fetten Fisch, Milch, Eier, Pilze oder mit Vitamin D angereicherte Margarine aufgenommen werden.

Insbesondere Personen, die sich rein pflanzlich ernähren, nehmen meist zu wenig **Vitamin B12** zu sich. Ein Mangel daran und anderer B-Vitamine kann sich zum Beispiel durch depressive Verstimmungen äußern. Es empfiehlt sich, die Versorgung durch Vitamin-B12-reiche Lebensmittel wie Spirulina-Algen, Shiitake-Pilze, Sauerkraut und Tempeh zu unterstützen oder durch entsprechende Präparate Abhilfe zu schaffen.

Pflanzliche Mittel: Bei Niedergeschlagenheit, Angstzuständen und Erschöpfung ist **Johanniskraut** ein bewährtes Mittel zur Stimmungsaufhellung. Getrocknete Blätter und Blüten der Pflanze lassen sich als Tee zubereiten, von dem pro Tag etwa 2 bis 3 Tassen getrunken werden. In Drogerien und Apotheken sind außerdem Johanniskraut-Kapseln und -Tabletten erhältlich. Beachte jedoch, dass Johanniskraut die Lichtempfindlichkeit der Haut erhöht, sodass du nach der Einnahme hochkonzentrierter Präparate direktes Sonnenlicht besser meidest.

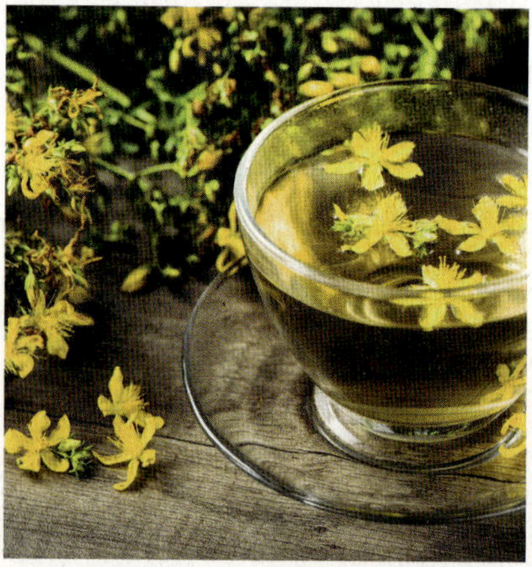

Gegen Stress, innere Unruhe und Schlaflosigkeit kommen die Wirkstoffe von **Baldrian, Hopfen und Passionsblume** oder eine Kombination aller drei zum Einsatz. Auch sie sind in Form von Tees oder fertigen Präparaten erhältlich.

Sport: Bewegung tut Körper und Geist gut. Sport in der Gruppe sorgt gleichzeitig für Austausch und Ablenkung. Kraftsport hilft dabei, auch anderen Auswirkungen der Wechseljahre, wie verstärktem Muskelabbau, ein Schnippchen zu schlagen.

Meditation und Yoga: Meditations- und Yogaübungen eignen sich hervorragend, um mehr Gelassenheit zu erreichen. Wenn du Hilfe beim Meditieren brauchst, kannst du auf geführte Meditationen im Internet zurückgreifen. Alternativ bietet sich ein Kurs für Meditation oder meditatives Yoga in deiner Nähe an. Hormon-Yoga (siehe S. 140), das sich an Frauen mit PMS, unerfülltem Kinderwunsch oder eben Wechseljahresbeschwerden richtet, soll durch Atem- und Muskelentspannungsübungen außerdem den Hormonspiegel positiv beeinflussen.

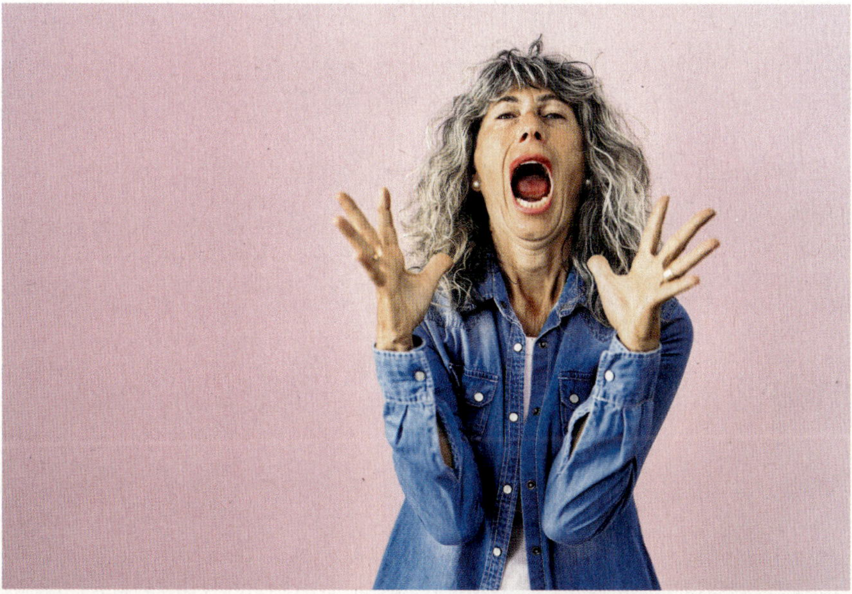

Mut zur Unausgeglichenheit

Sei gnädig mit dir und deinen negativen Gefühlen! Vielleicht hast du dich in den vergangenen Jahren oder gar Jahrzehnten stets den Kindern, der Partnerschaft, der Karriere und den Erwartungen deines Umfelds untergeordnet. Dann ist jetzt endlich der Zeitpunkt, deine persönlichen Bedürfnisse an erste Stelle zu setzen. Auch wenn mancher Wutausbruch hormonabhängig sein mag, so ist er womöglich längst fällig gewesen und fühlt sich dadurch geradezu befreiend an.

Stimmungsschwankungen oder Depressionen?

Ebenfalls häufiger anzutreffen ist in der Zeit der Wechseljahre eine Neigung zu depressiven Verstimmungen bis hin zu handfesten Depressionen. Sie sind nicht primär durch das Chaos der weiblichen Hormone bedingt und bedürfen therapeutischer Unterstützung. Eine depressive Verstimmung oder Depression liegt eventuell vor, wenn negative Stimmungen mehr als zwei Wochen lang durchgehend anhalten. Dann sollte unbedingt ärztliche Hilfe hinzugezogen werden.

Gewichtszunahme – schwer in Ordnung?

Ganz unabhängig von den Wechseljahren führt der zunehmende Muskelabbau (ab dem 30. Lebensjahr etwa 0,3 bis 1,3 Prozent Muskelmasse pro Jahr) und der **sinkende Grundumsatz** bei gleichbleibender Kalorienzufuhr im mittleren Alter unweigerlich dazu, dass wir zunehmen. Das betrifft Frauen wie Männer gleichermaßen. Allerdings kommen bei Frauen die hormonellen Veränderungen der Wechseljahre als „gewichtiger Faktor" hinzu.

Die Auswirkungen von Östrogendominanz und Östrogenmangel

Zu Beginn der Wechseljahre sinkt zunächst der Progesteronspiegel. Die dadurch entstehende relative Östrogendominanz fördert unter anderem **Wassereinlagerungen,** wodurch das Gewicht zwar ansteigt, allerdings weniger hartnäckig als im Falle wachsender Fettdepots. Gleichzeitig sorgt der Progesteronabfall für Schlafprobleme und eine geringere Stressresilienz. Beides sind Faktoren, die den Stoffwechsel ungünstig beeinflussen und eine Gewichtszunahme begünstigen.

Sinkt im weiteren Verlauf der Wechseljahre auch der Östrogenspiegel, verlangsamt sich der **Stoffwechsel** weiter, während gleichzeitig das Sättigungsgefühl abnimmt. Hinzu kommt, dass ein niedriger Östrogenspiegel die Zuckeraufnahme durch die Zellen erschwert, was den Insulinspiegel im Blut ansteigen lässt. Die dadurch ausgelösten Heißhungerattacken können das Problem weiter verstärken. Der gefürchtete „Hormon-Bauch" ist also alles andere als ein Mythos. Ein weiterer unschöner Nebeneffekt: Auch das Risiko für die Entstehung eines **Diabetes Typ II** steigt durch die Auswirkungen der hormonellen Veränderungen auf den Stoffwechsel.

Wenn die Gebärmutterschleimhaut erst gar nicht mehr aufgebaut wird und der Eisprung zunehmend ausbleibt, werden die dafür benötigten Kalorien quasi überflüssig. Täglich 200 bis 400 Kalorien weniger braucht eine Frau im und nach dem Wechsel dadurch.

Welche Rolle spielt der Muskelabbau?

Muskeln verbrauchen auch im Ruhezustand Kalorien, **Fettgewebe** leider nicht. Deshalb zahlt sich der **Muskelerhalt** gleich doppelt aus und ist ein wichtiger Faktor im Kampf gegen drohende Wechseljahrespfunde. Weil im höheren Lebensalter der Muskelaufbau allerdings mühsamer ist und der Körper die dafür benötigten Proteine weniger effizient verwertet, empfiehlt es sich, bewusst auf eine **ausreichende Eiweißzufuhr** zu achten (siehe ab S. 125) und neben Ausdauersport auch regelmäßiges **Krafttraining** (siehe S. 138) in den Alltag zu integrieren.

Warum Schlafmangel und Stress „fett machen"

Im mittleren Lebensalter treffen das hormonelle Chaos der Wechseljahre bei vielen Frauen auf eine Zeit voller Herausforderungen im Beruf oder auch in der Familie, etwa mit pubertierenden Kindern oder hilfsbedürftigen Eltern. Stressige Phasen lassen sich in diesem Lebensabschnitt kaum vermeiden, aber zunehmend auf der Waage ablesen.

Denn dauerhafter Stress löst im Körper eine vermehrte Ausschüttung des Hormons **Cortisol** aus, welches den Blutzuckerspiegel an-

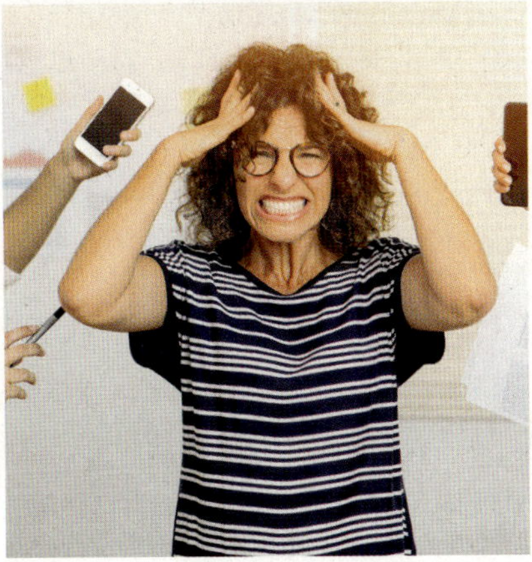

steigen lässt, die Fettverbrennung drosselt und für Heißhungerattacken sorgt. Hinzu kommen in den Wechseljahren bei vielen Frauen Schlafprobleme, die den Hormonhaushalt zusätzlich aus dem Gleichgewicht bringen und für einen Anstieg des Hungerhormons Ghrelin und einen Rückgang des Sättigungshormons Leptin sorgen. Das bedeutet: **Wer zu wenig schläft, neigt dazu, zu viel zu essen.**

Wenn du in den Wechseljahren mit Schlaf- und Gewichtsproblemen zu kämpfen hast, könnte es also einen direkten Zusammenhang geben. Zumindest sorgt der Schlafmangel dafür, dass du es noch schwerer hast, dein Wunschgewicht zu halten. Im Umkehrschluss können sich Maßnahmen gegen Schlafbeschwerden (siehe S. 39) auch positiv auf der Waage bemerkbar machen. Eine gezielte Stressreduktion (siehe S. 143), zum Beispiel durch regelmäßige Bewegung (siehe S. 135), den einen oder anderen Wellnesstag oder dein ganz persönliches **Entspannungsprogramm** hilft zusätzlich, das Risiko für die Entstehung eines „Stress-Bauchs“ zu reduzieren.

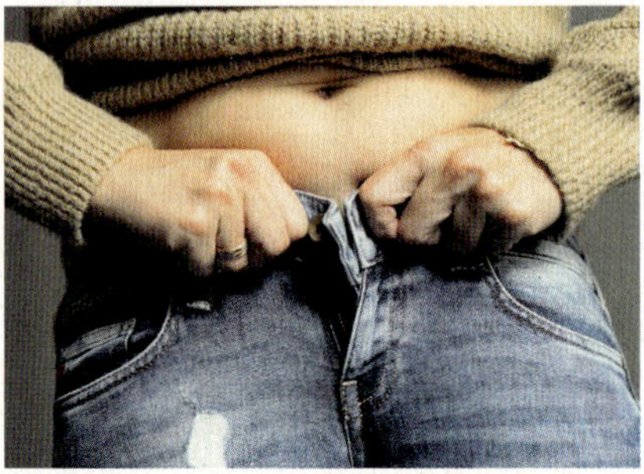

Körperfettverteilung – von der Birne zum Apfel

Warst du bisher, wie viele andere Frauen auch, der „Birnentyp“? Dann besteht die Möglichkeit, dass du dich mit den Wechseljahren auf eine **neue Körperfettverteilung** zugunsten des ungeliebten Bauchspecks einstellen musst. Denn durch den sinkenden Östrogenspiegel bei gleichbleibender Testosteronmenge nehmen Frauen in den Wechseljahren vermehrt in der Körpermitte zu. Leider lässt sich das Bauchfett nicht gezielt bekämpfen, denn unser Körper entscheidet nicht nur selbst, an welchen Stellen er die Depots anlegt, sondern auch, wo er bevorzugt abnimmt. Deshalb hilft gegen das wechseljahresbedingte Fett in der Körpermitte nur eine ganzheitliche Strategie aus Bewegung und Ernährung sowie jede Menge Durchhaltevermögen.

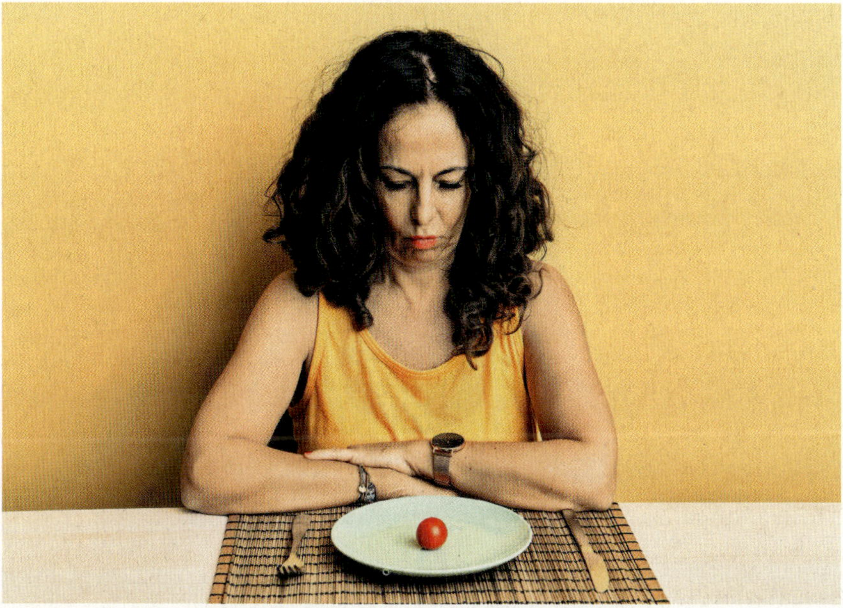

Wer weder die eher seltene Disposition besitzt, noch die Disziplin aufbringen kann oder möchte, die es erfordert, auch mit 50 noch die Figur einer 30-Jährigen zu haben, kann sich alternativ für einen wohlwollenden Blick auf das kleine Bäuchlein entscheiden. Denn das stellt sich selbst bei sportlichen, schlanken Frauen mit dem Älterwerden häufig ein. Und da es sich – in kleinem Umfang – wenn überhaupt um ein „ästhetisches Problem" handelt, sollten wir uns davon nicht die Lebenslust vermiesen lassen.

Das Wohlfühlgewicht erhalten

Das Gute vorweg: Hungern ist auch keine Lösung! Denn wenn die Kalorienzufuhr zu stark reduziert wird, stellt der Körper auf einen **Hungerstoffwechsel** um. Die Stoffwechselprozesse werden gedrosselt und verlangsamt, der Grundumsatz weiter heruntergefahren. Das ist ein uraltes biologisches Programm, das das menschliche Überleben auch in entbehrungsreichen Zeiten sicherte. In unseren modernen Zeiten, in denen wir eigentlich nur noch freiwillig hungern, birgt es die Gefahr, dass dein Stoffwechsel völlig aus dem Tritt kommt und du trotz geringer Nahrungsaufnahme nicht abnimmst oder sogar noch zunimmst. Denn sobald du wieder etwas mehr isst, lagert dein Körper so viel wie möglich ein. Der gefürchtete **Jojo-Effekt** tritt ein.

Eine ausreichende und regelmäßige Nahrungsaufnahme ist also auch in den Wechseljahren wichtig. Dennoch kannst du durch eine bewusste Ernährung (siehe S. 122) mit gezielt ausgewählten Nahrungsmitteln und möglichst viel Bewegung (siehe S. 135) im Alltag einer zu starken Gewichtszunahme in den Wechseljahren entgegenwirken.

Intervallfasten in den Wechseljahren

Sehr wahrscheinlich hast du von Intervallfasten bereits im Zusammenhang mit allgemeiner Gesundheitsvorsorge gehört, denn die Ernährungsform liegt im Trend. Im Alltag ganz bewusst **mehrere Stunden ohne Nahrungszufuhr** einzuführen, kann aber auch helfen, die Gewichtszunahme in den Wechseljahren zu begrenzen. Allerdings empfiehlt es sich, dabei genau auf die Signale deines Körpers zu hören und eine **sanfte Fastenmethode** zu bevorzugen, um den Körper in der hormonellen Umstellung nicht zusätzlich zu belasten. Die **16:8-Methode** (eine 16-stündige Fastenphase mit 8-stündigem Essensfenster pro Tag) eignet sich deshalb besser, als sich auf nur eine Mahlzeit am Tag zu beschränken (als One-Meal-a-Day, kurz OMAD, bekannt). Für manche Frauen ist eine noch etwas kürzere Fastenphase (14:10) die beste Wahl. Probiere es am besten aus, und taste dich an deine individuelle Fastenroutine heran.

Bitterstoffe gegen Heißhunger

Wenn du dich eigentlich schon ziemlich gesund ernährst, aber regelmäßig von Heißhungerattacken geplagt wirst, könnten Bitterstoffe ein gut verträgliches Hilfsmittel sein. Denn sie regen nicht nur die Verdauung an, sondern **fördern auch das Sättigungsgefühl** und hemmen gleichzeitig den Appetit auf Süßes. Du kannst sie in Form von Lebensmitteln wie beispielsweise verschiedenen Salaten (Chicorée, Endivie,

Radicchio, Rucola) oder Kohlgemüse vermehrt in deinen Speiseplan integrieren. Aber auch dunkle Schokolade und Kaffee liefern reichlich bittere Aromen. Unter Beachtung der empfohlenen Tagesdosis helfen **Bitterstoff-Tropfen** Heißhungerattacken unmittelbar abzumildern.

Gesunde Snacks (nicht nur) für die Wechseljahre

Nicht nur wechseljahresgeplagten Frauen wird häufig geraten, zugunsten einer gesunden Ernährung auf Snacks und Zwischenmahlzeiten zu verzichten. Wer sich diesbezüglich nicht komplett kasteien möchte, findet aber durchaus die eine oder andere süße und salzige Alternative, die sich frau auch in den Wechseljahren gelegentlich gönnen kann. Ganz **ohne schlechtes Gewissen,** denn sie enthalten kaum leere Kalorien, dafür aber jede Menge gesunde Nährstoffe.

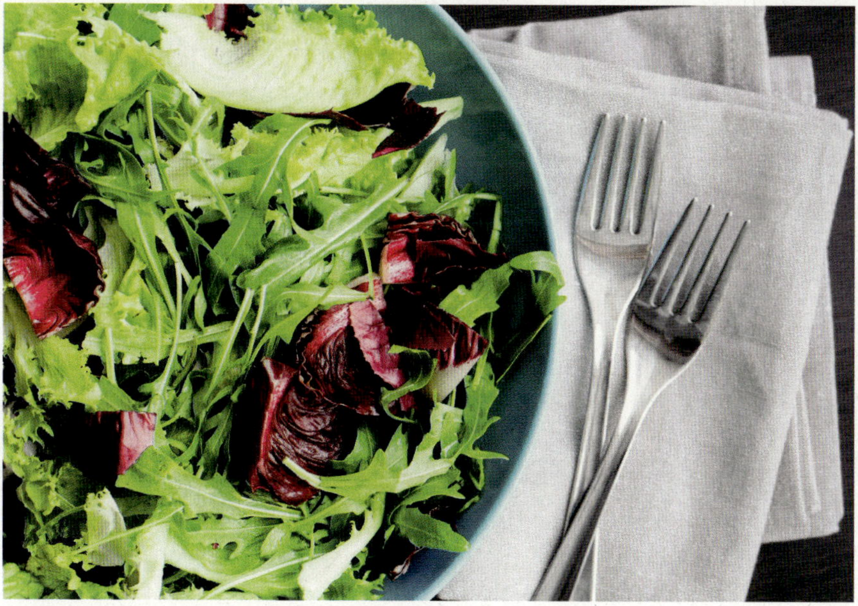

Leichte Eiscreme-Alternative: Frozen Joghurt statt Eis

Während klassische Eiscreme vor allem Fett und Zucker enthält, erfrischt dich ein Frozen Joghurt mit vitaminreichen Früchten und darmfreundlichem Joghurt.

Die folgenden Zutaten ergeben circa 600 Gramm blitzschnellen Frozen Joghurt:

- **400 g gefrorene Früchte**
- **200 g griechischer Joghurt oder herkömmlicher Naturjoghurt, für eine vegane Alternative Soja-Joghurt**
- **optional 1–2 EL Honig, Zucker oder eine kalorienreduzierte Zuckeralternative**

Die Zubereitung ist schnell erklärt: Einfach alle Zutaten in den Mixer geben, fein pürieren und gleich vernaschen oder noch einmal kurz ins Eisfach stellen.

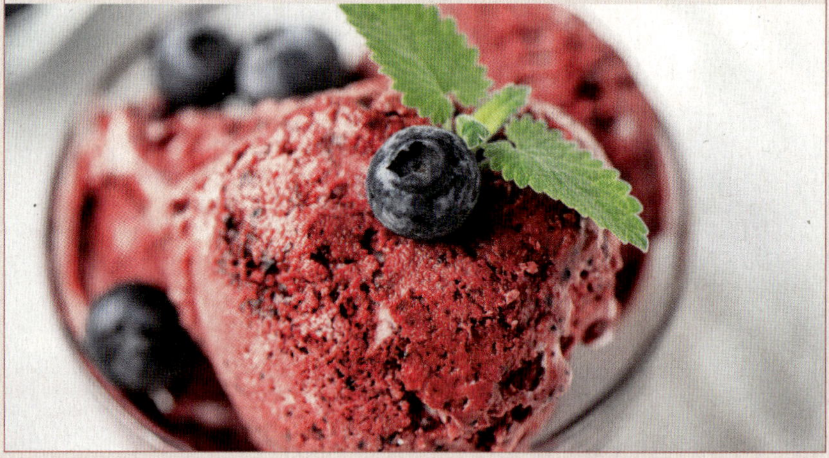

Knackige Kichererbsen statt Kartoffel-Chips

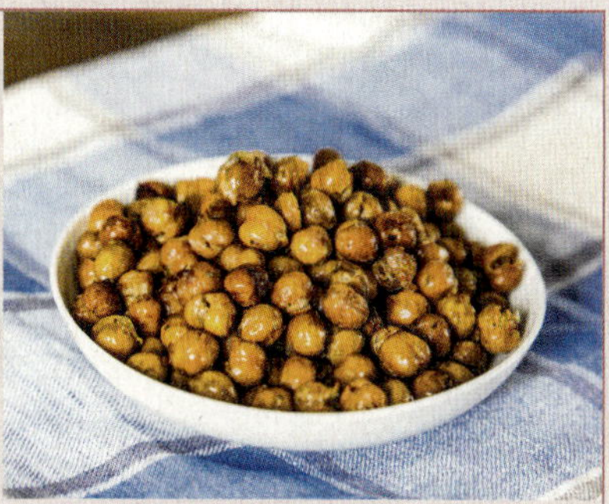

Kichererbsen enthalten große Mengen an Eiweiß, Ballaststoffen, B-Vitaminen und Spurenelementen wie Folsäure, Eisen, Mangan, Magnesium, Kupfer und Zink. Im Gegensatz zu Kartoffelchips haben sie einen niedrigen glykämischen Index und lassen den Blutzuckerspiegel deshalb nicht übermäßig ansteigen.

Für eine Portion knackig-würzige Kichererbsen brauchst du folgende Zutaten:

- **400 bis 500 g gekochte Kichererbsen**
- **2 EL Olivenöl**
- **Salz**
- **Paprikapulver, Knoblauchpulver oder andere Kräuter und Gewürze nach Geschmack**

So einfach wird daraus ein gesunder Snack:

1. Kichererbsen trocken tupfen und in ein Gefäß mit Deckel geben.
2. Olivenöl, Salz und Gewürze zufügen. Deckel aufsetzen und kräftig schütteln, um die Kichererbsen rundum zu marinieren.
3. Kichererbsen gleichmäßig auf einem mit Backpapier ausgelegten Backblech verteilen und im Ofen bei 200°C (Ober-/Unterhitze) rund 30 bis 45 Minuten backen. Falls die Kichererbsen noch etwas feucht waren, kann es auch länger dauern. Ab und zu nachsehen und wenden, damit die Kichererbsen nicht zu dunkel werden. Sind sie gleichmäßig braun und knusprig, ist der Snack fertig.

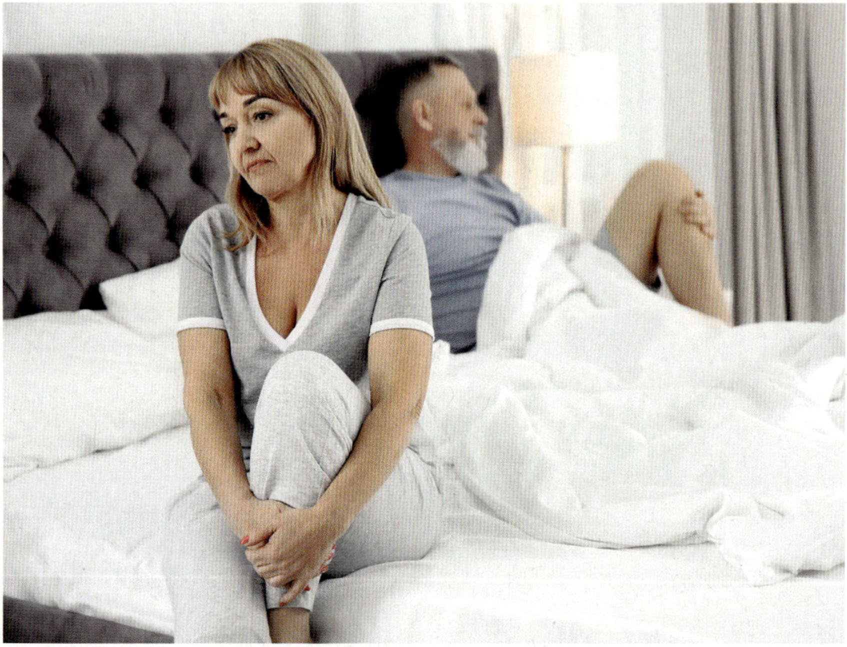

Lustverlust – schmerzvolle Erfahrungen mit der Liebe

Wenn die Lust auf Sex in den Wechseljahren nachlässt, muss das nicht problematisch sein. Hat die Unlust ihren Ursprung jedoch zum Beispiel in Schmerzen beim Geschlechtsverkehr, Erschöpfung, Niedergeschlagenheit oder dem Unwohlsein im eigenen Körper, ist das unbefriedigend und deprimierend – für dich und deinen Partner oder deine Partnerin.

Gründe für die Lustlosigkeit

In den Wechseljahren haben viele vermeintlich unterschiedliche Gründe der Unlust eine gemeinsame Ursache: die Hormonumstellung. Zu Beginn der Wechseljahre steckt oft der **Progesteronmangel** hinter der Sexlosigkeit. Das Hormon, das unter anderem beruhigt und für guten Schlaf sorgt, nimmt zu Beginn der Wechseljahre ab, sodass frau oft von schlechtem Schlaf, innerer Unruhe, Ängsten, Antriebslosigkeit oder depressiven Verstimmungen gequält wird – keine guten Voraussetzungen für ein reges Sexleben.

Später sorgt der **sinkende Östrogenspiegel** für eine nachlassende Libido. Die Lust auf Sex ist unter Umständen gar nicht mehr vorhanden, obwohl die Liebe unverändert ist.

In der Postmenopause stehen dann körperliche Einschränkungen wie hormonell bedingte vaginale Trockenheit oder gar eine Gebärmuttersenkung, die Schmerzen beim Sex verursachen, im Vordergrund.

Mehr als **die Hälfte aller Frauen** lernen im Laufe der Wechseljahre den einen oder anderen Zustand kennen – oder auch alle.

Auch Männer erleben etwa ab dem 40. Lebensjahr eine Art Klimakterium mit Muskelabbau, Gewichtszunahme, Schlafstörungen, nachlassender Lust und Erektionsstörungen. Diese männlichen Wechseljahre verlaufen jedoch schleichend und über einen wesentlich längeren Zeitraum als bei Frauen.

Sexarbeit oder was du für deine Lust tun kannst

Du möchtest einfach keinen Sex und dir fehlt nichts? Prima, dann ist alles in Ordnung. Es ist dein gutes Recht, keine Lust zu haben! Wenn du dir jedoch **Lust auf die Lust** wünschst, psychisch oder physisch aber nicht in der Lage dazu bist, kannst du aktiv werden, um die Hürden für ein erfüllendes Sexleben abzubauen:

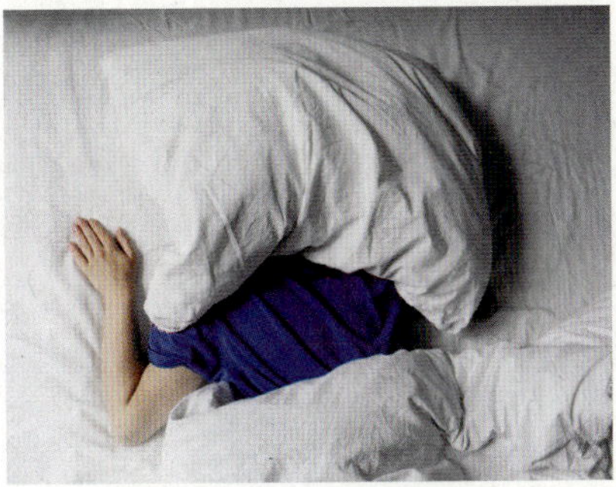

- Wechseljahresbedingte **Schlafprobleme** lassen sich verbessern, sodass du nicht nur wieder mehr Energie für ein Sexleben hast, sondern auch die Bewältigung des Alltags leichter fällt. Was du gegen Schlaflosigkeit tun kannst, erfährst du ab S. 39.

- Wer in den Wechseljahren unter **Stimmungsschwankungen** bis hin zu depressiven Verstimmungen leidet, hat den Kopf nicht frei für unbeschwerten Sex. Meist lässt sich das vorübergehende hormonell bedingte Gefühlschaos aber positiv beeinflussen, zum Beispiel durch eine tryptophanreiche Ernährung, Probiotika, Achtsamkeitsübungen oder Yoga. Tipps dazu findest du ab S. 46.

- Durch den Östrogenmangel wird die Schleimhaut der Vagina schlechter durchblutet, dünner und empfindlicher, und es bildet sich weniger Vaginalsekret. Dadurch kann es zu **Trockenheit und vaginaler Atrophie** kommen. So kann der Sex Schmerzen verursachen und die Lust auf Null sinken lassen. Durch Mikroverletzungen und eine Veränderung des pH-Wertes entsteht zudem eine erhöhte Anfälligkeit auf Keime, sodass es vermehrt zu vaginalen Infektionen und Blasenentzündungen kommen kann. Lokal wirksame Mittel, Hormonersatz oder eine Laserbehandlung zur Verbesserung wechselbedingter Genitalveränderungen findest du ab S. 69.

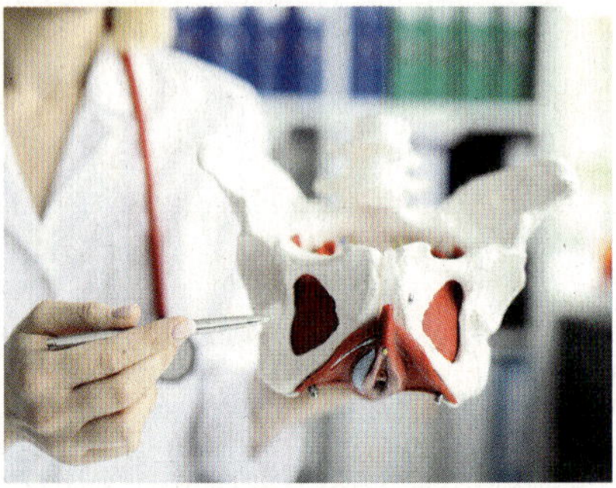

- Bei manchen Frauen begünstigen die Veränderungen der Vagina eine **Gebärmuttersenkung,** die ebenfalls Schmerzen beim Sex verursacht. Beckenbodentraining und die Reduktion von Übergewicht beugen einer Senkung vor und können für Besserung einer leichten Senkung sorgen. Im Abschnitt zu Blasenproblemen (ab S. 74) findest du Übungen, die den Beckenboden stärken. Im Internet finden sich außerdem Beckenbodenübungen speziell für besseren Sex – für sie und für ihn.

- Der sinkende Spiegel weiblicher Sexualhormone führt oft dazu, dass **männliche Hormone** stärker wirken können. Folgen sind zum Beispiel eine vermehrte Behaarung im Gesicht, Haarausfall auf dem Kopf, kleiner und schlaffer werdende Brüste und vermehrte Fettablagerungen am Bauch. Durch diese Veränderungen fühlt sich frau vielleicht nicht mehr attraktiv oder sogar unweiblich. Das hemmt die Lust auf körperliche Nähe und Sex.

Um das **Gleichgewicht der Hormone** zu verbessern, lässt sich ein Östrogenmangel durch Phytoöstrogene teilweise kompensieren. Die sekundären Pflanzenstoffe sind zum Beispiel in Sojaprodukten enthalten, die sich in die tägliche Ernährung einbauen lassen. Ein Müsli oder der morgendliche Kaffee mit Sojamilch, Räuchertofu statt Speck zu Bratkartoffeln oder Grünkohl und einen Sojajoghurt zum Nachtisch sorgen für eine gute Aufnahme der pflanzlichen Östrogene. Verwende am besten mit Kalzium angereicherte Sojamilch, um

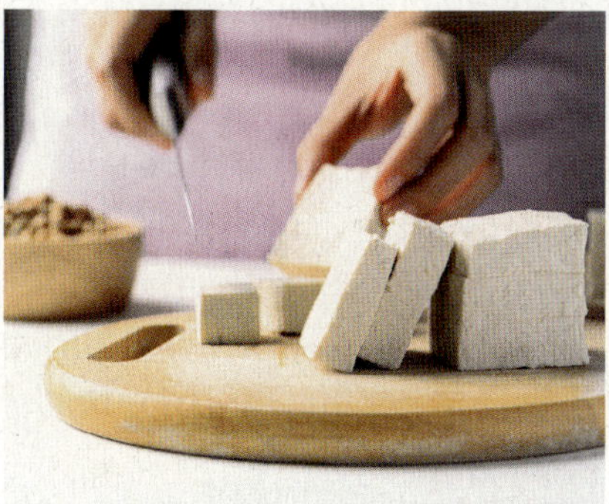

gleichzeitig einer Osteoporose vorzubeugen.

Präparate mit Rotklee und Rhabarberwurzel, die ebenfalls Phytoöstrogene enthalten, sind in Drogerien und Apotheken erhältlich. Ist ein Damenbart für dich problematisch, kannst du dem Haarwuchs durch Rasieren, Epilieren oder Lasern zu Leibe rücken. Wenn die Kopfhaare verstärkt nach männlichem Muster ausfallen, werden Haarwässer mit dem Wirkstoff Minoxidil empfohlen. Lass dich dazu am besten ärztlich beraten. Um starke Symptome einer Vermännlichung zu verhindern, kann zum Beispiel eine Hormonersatztherapie (siehe S. 150) infrage kommen.

- **Pflanzliche Wirkstoffe** wie die von Ginseng, Safran und Yohimbin sollen die Sexualfunktion verbessern, Muira Puama wird eine **luststeigernde Wirkung** nachgesagt. Entsprechende Präparate erhältst du in Drogerien und Apotheken. Die in Kakao beziehungsweise Schokolade enthaltenen Tryptophane fördern ebenfalls das Wohlbefinden und die Lust. Schokolade steht dir dafür in jedem Supermarkt in Hülle und Fülle zu Diensten! Greif aber am besten zu einer dunklen Schokolade mit einem Kakaoanteil von mindestens 70 Prozent, die sich auch auf andere Wechseljahressymptome wie etwa Stimmungsschwankungen günstig auswirkt.

Nicht immer führen die genannten Tipps oder ärztliche Hilfe zur Rückkehr der Lust. Gerade bei körperlichen Beeinträchtigungen, die den Geschlechtsverkehr unangenehm oder gar unmöglich machen, ist es eine Erleichterung für beide Beteiligten, die Gründe offen anzusprechen. Die gemeinsame Suche nach anderen Wegen, sich nahe zu sein oder für Befriedigung zu sorgen, kann für ungeahntes Glück sorgen. Schließlich bedeutet Sex mehr als reine Penetration. So lassen sich auch unbegründete Sorgen um die ansonsten vielleicht sehr harmonische Beziehung ausräumen.

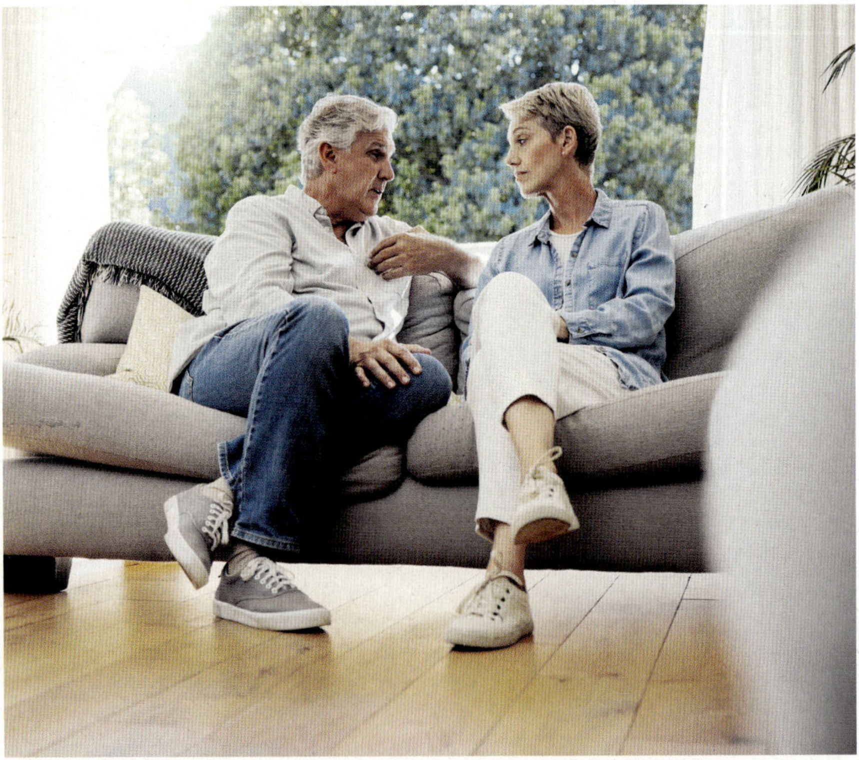

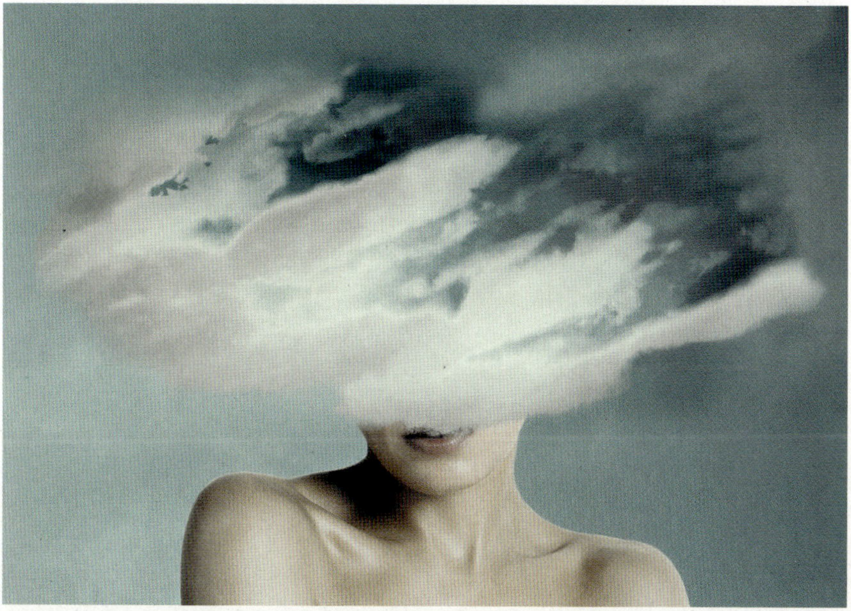

Gehirnnebel – wider das Vergessen

Der Gehirnnebel, auch Brain Fog oder medizinisch kognitive Dysfunktion genannt, ist dir vielleicht als Symptom von Long Covid bekannt. Mehr als die Hälfte aller Frauen berichtet jedoch, auch in den Wechseljahren unter ähnlichen Konzentrationsschwierigkeiten, Gedächtnisstörungen und Lernschwierigkeiten zu leiden. Wer ständig sein Telefon verlegt, Namen von Bekannten vergisst, beim Lesen in Gedanken abschweift und ewig braucht, um sich neue Arbeitsabläufe zu merken, fühlt sich eingeschränkt und verunsichert.

Eine zusätzliche Belastung ist die Sorge, ob es sich um erste Anzeichen einer Demenz handeln könnte. Sie tritt vor dem 64. Lebensjahr allerdings selten auf. Bei ausgeprägtem Gedächtnisschwund empfiehlt es sich allerdings, der Ursache auf den Grund zu gehen. Auf eine Demenz können zum Beispiel hindeuten:

- Orientierungsschwierigkeiten an bekannten Orten
- Vergessen, wie Alltagsgegenstände verwendet werden
- Schwierigkeiten bei der Ausführung alltäglicher Aufgaben
- Vergessen von gängigen Wörter

Ursachen und Risiken

Die für Brain Fog verantwortlichen Übeltäter sind, wie bei vielen anderen Wechseljahresbeschwerden auch, die weiblichen Hormone. Die sinkenden Östrogen- und Progesteronwerte haben negative Auswirkungen auf die Struktur, Verschaltungen und den Energiestoffwechsel im Gehirn. Die gute Nachricht ist, dass sich die **Gehirnleistung** durch Anpassungen in der Postmenopause wieder erholt.

Nicht alle Frauen leiden unter Brain Fog. Risikofaktoren für eine verminderte Hirnleistung in den Wechseljahren sind:

- Adipositas
- Bluthochdruck
- Diabetes
- mangelnde körperliche Aktivität
- Rauchen
- mangelnde kognitive Aktivität
- wenig soziale Interaktion
- Schwerhörigkeit
- Depressionen

Wer diese Risiken am besten bereits lange vor den Wechseljahren vermeidet oder behebt, kommt unter Umständen geistig unbeeinträchtigt durch die Hormonumstellung.

Neben der hormonellen Ursache ist eine reduzierte Leistungsfähigkeit des Gehirns **vor allem ein sekundäres Symptom.** Wer aufgrund von Hitzewallungen und kreisenden Gedanken schlecht schläft, ist am nächsten Tag weder körperlich noch geistig leistungsfähig. Und wer unter Stimmungsschwankungen leidet, ist oft mit den Gedanken woanders und kann sich schlecht konzentrieren.

Daher empfiehlt es sich, die Gehirnfunktion nicht nur direkt zu unterstützen, sondern auch indirekt durch die Verbesserung anderer Wechseljahressymptome.

Klare Sicht für die grauen Zellen

Da es Wechsel*jahre* sind, ist auch der Gehirnnebel wahrscheinlich für eine längere Zeit dein Begleiter. Es lohnt sich also, etwas für dein Gehirn zu tun.

Ernährung

Um dein Gehirn fit zu halten, ist eine gesunde Ernährung, die alle benötigten **Vitamine und Mineralien** enthält, die Grundlage.

Die wichtigste Energiequelle für das Gehirn ist **Glukose,** also Blutzucker, der am besten möglichst gleichbleibend zur Verfügung steht. Vermeide daher **stark zuckerhaltige Lebensmittel,** die zwar für einen kurzzeitigen Energieschub sorgen, aber auch für ein unweigerlich darauffolgendes Tief, in dem das Gehirn quasi streikt. Günstig sind beispielsweise Vollkornprodukte, Obst, Gemüse und verschiedene Hülsenfrüchte, die den Blutzuckerspiegel konstant halten.

Fette sind ein weiterer wichtiger Energielieferant. Besonders günstig wirken sich **Omega-3-Fettsäuren** auf die Nervenzellen aus. Sie sind zum Beispiel in Fisch, Leinöl, Rapsöl, Samen und Nüssen enthalten.

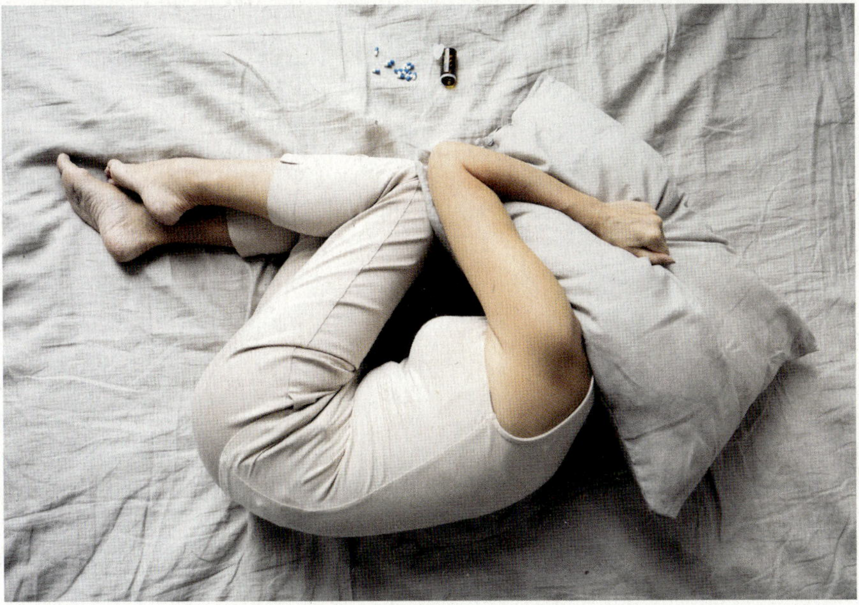

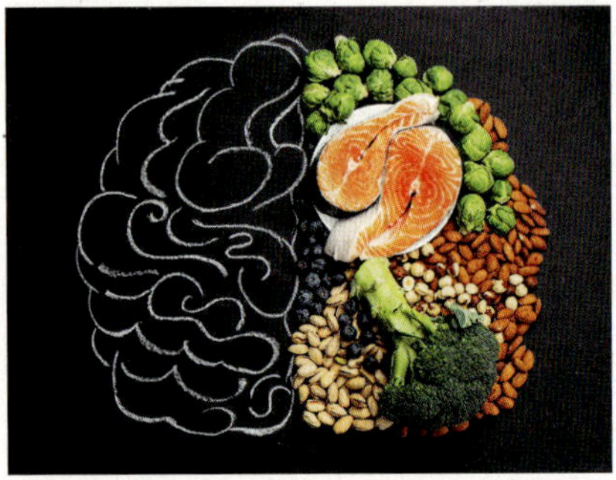

Außerdem benötigt das Gehirn **Proteine** für den Aufbau von Neurotransmittern. Besonders viel Eiweiß kannst du mit Fisch, Meeresfrüchten, magerem Fleisch und mageren Milchprodukten sowie Hülsenfrüchten, Vollkorngetreide und Nüssen aufnehmen.

Pflanzliche Hilfsmittel

Es gibt einige pflanzliche Substanzen, die dazu beitragen können, die Funktion des Gehirns zu verbessern:

- **Ginkgo Biloba:** Die Blätter des Ginkgobaums sind bekannt dafür, die kognitiven Funktionen des Gedächtnisses zu unterstützen. Es wird angenommen, dass Ginkgo die Durchblutung des Gehirns verbessern kann und antioxidative Eigenschaften hat. Ginkgopräparate erhältst du in der Drogerie oder Apotheke.

- **Ashwagandha:** Weniger bekannt ist diese Pflanze, die traditionell in der ayurvedischen Medizin verwendet wird. Sie soll Stress abbauen und die neurologische Funktion verbessern können. Du bekommst sie meist in Form von Kapseln als Nahrungsergänzungsmittel.

- **Kurkuma:** Die Wurzel enthält Curcumin, das aufgrund seiner entzündungshemmenden und antioxidativen Eigenschaften als förderlich für die Gehirngesundheit gilt. Die Bioverfügbarkeit von Curcumin kann durch die Kombination mit Piperin aus schwarzem Pfeffer verbessert werden. Kurkuma ist getrocknet und gemahlen als Gewürz oder frisch erhältlich. Ein Rezept für goldene Milch mit Kurkuma findest du im Abschnitt zu Ernährung auf S. 130.

- **Löwenzahn:** Die Wurzel des Löwenzahns wird aufgrund ihres Gehalts an Inulin und Antioxidantien mit einer verbesserten Gehirnfunktion in Verbindung gebracht. Löwenzahn gibt es als Tee in Drogerien und Apotheken oder kann selbst geerntet werden.

Ausreichend Flüssigkeit zuführen

Bestimmt weißt du, dass es wichtig ist, ausreichend zu trinken. Insbesondere das Gehirn leidet unter einem Flüssigkeitsmangel: Schon ein geringer Wasserverlust macht sich unter anderem durch Konzentrationsstörungen und Vergesslichkeit bemerkbar. Trink **daher mindestens zwei Liter** Wasser, Kräuter- und Früchtetee oder stark verdünnte Saftschorlen pro Tag. Süße Limonaden, Alkohol, Kaffee und schwarzer Tee sind dagegen nicht geeignet, den Wasserhaushalt im Lot zu halten, da sie dem Körper eher Wasser entziehen.

Stress vermeiden

Stress macht nicht nur im Moment unfähig, einen klaren Gedanken zu fassen. Chronischer Stress kann sogar strukturelle und funktionelle Veränderungen im Gehirn verursachen. Einige Forschungsergebnisse

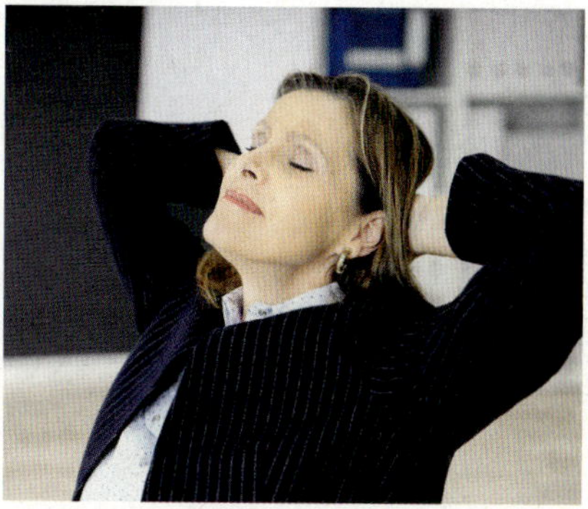

deuten darauf hin, dass langfristiger Stress das Risiko für neurodegenerative Erkrankungen wie Alzheimer erhöhen könnte.

Natürlich lässt sich Stress nicht generell vermeiden. Nutze für stressige Situationen verschiedene Techniken, um den Stressabbau zu erleichtern und gesund zu bleiben. Dazu gehören Meditation, Achtsamkeitsübungen, Pranayama-Yoga-Techniken sowie Bewegung und erholsamer Schlaf.

Mehr zur Stressvermeidung und Stressbewältigung erfährst du ab S. 143.

Scheidentrockenheit – die gereizte Vagina

Trockene, gereizte Haut im Scheidenbereich gehört zu den besonders unangenehmen Symptomen, die als Auswirkungen des Östrogenmangels in den Wechseljahren auftreten können. Durch das Fehlen der Hormone wird der Intimbereich schlechter durchblutet, die Haut wird dünner und empfindlicher, und die Schleimhäute bilden sich nach und nach zurück (sogenannte Scheidenatrophie oder vaginale Atrophie). Auch produziert der Körper **weniger schützendes Vaginalsekret,** wodurch vermehrt unangenehmer Juckreiz und Entzündungen entstehen. In diesem Zusammenhang wird ebenfalls eine Veränderung des pH-Werts beobachtet, wodurch die Vagina weniger gut gegen krankmachende Keime gewappnet ist. Die Veränderungen des Genitaltraktes können auch zu einer Blasenschwäche (siehe S. 74) und gehäuften Blasenentzündungen führen beziehungsweise diese verstärken.

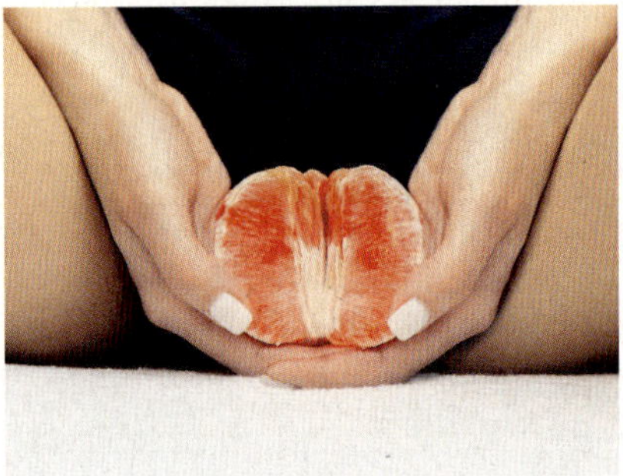

Es ist nachvollziehbar, dass infolge der körperlichen Veränderungen auch die **Lust am Sex leidet** (siehe auch S. 58), was wiederum dazu führen kann, dass nicht nur die Betroffenen selbst, sondern auch ihre Partnerschaft leidet. Statt das Problem aus Scham zu verstecken und dadurch vielleicht noch zu verstärken, möchten wir an dieser Stelle für mehr Offenheit plädieren. Denn wenn der Partner oder die Partnerin eingeweiht sind, können sie noch verständnisvoller reagieren und dich gegebenenfalls auch beim Finden einer Lösung unterstützen.

So kommt deine Vagina wieder in den Flow

Neben der traditionellen Hormontherapie gibt es glücklicherweise gleich mehrere Möglichkeiten, die Beschwerden zu lindern.

Hyaluronsäure-Gel

Hyaluronsäure findet sich als angesagtes Anti-Aging-Mittel in zahlreichen Beautyprodukten. Um unliebsame Falten zu glätten, wird es auch unter die Haut injiziert. Als körpereigener Stoff ist Hyaluronsäure ein wichtiger Bestandteil von **Bindegewebe und Gelenken** und hält diese unter anderem feucht und geschmeidig. Diese Eigenschaft macht die gelartige Substanz auch zu einem probaten, gut verträglichen Mittel gegen Scheidentrockenheit.

In Form eines leicht anzuwendenden Vaginalgels, das auf den äußeren und inneren Schambereich aufgetragen wird, verbessert es den **Feuchtigkeitshaushalt der Vagina** und beschleunigt die Heilung bei Irritationen und kleinen Verletzungen. Die Produkte können in der Regel auch als Gleitmittel in Kombination mit Kondomen eingesetzt werden.

CBD-Öl-Zäpfchen

Noch vergleichsweise neu in der Behandlung von Scheidentrockenheit sind Vaginalzäpfchen, in denen Hyaluronsäure mit natürlichem Cannabidiol (CBD) kombiniert wird. Beide Stoffe ergänzen sich optimal, denn CBD-Öl wirkt schmerzlindernd und fördert die **Wundheilung** bei entzündlichen Prozessen im Intimbereich. In Kombination stärken beide Inhaltsstoffe die Vaginalschleimhaut und sorgen für **mehr Feuchtigkeit.**

Im Gegensatz zu THC hat CBD keine berauschende Wirkung und wird bereits seit Längerem unter anderem bei Menstruationsbeschwerden und Schlafstörungen eingesetzt. In Österreich können die Zäpfchen rezeptfrei erworben werden, in Deutschland sind sie verschreibungspflichtig.

Vaginale Laserbehandlung

Eine seit einigen Jahren erprobte Methode gegen vaginale Trockenheit ist auch **ein nicht-invasives Laserverfahren,** bei der mit einer Vaginalsonde die Schleimhäute stimuliert werden. Die Behandlung strafft das Gewebe und regt die körpereigene **Elastan- und Kollagenbildung** an, wodurch es auch wieder zu einer vermehrten Sekretbildung kommt. Das Verfahren kann ambulant durchgeführt werden, dauert nur wenige Minuten und soll nahezu schmerzfrei sein.

Lokale Hormonbehandlung

Nicht unerwähnt bleiben soll an dieser Stelle die klassische Hormonersatztherapie (siehe S. 150), die auch bei Scheidentrockenheit und insbesondere bei urogenitalen Beschwerden eine Option sein kann, die durch den fortschreitenden Abbau der vaginalen Schleimhaut auftreten. Wenn die weniger invasiven Methoden nicht ausreichen, um eine dauerhafte Verbesserung zu erreichen, lass dich von deinem Arzt oder deiner Ärztin beraten.

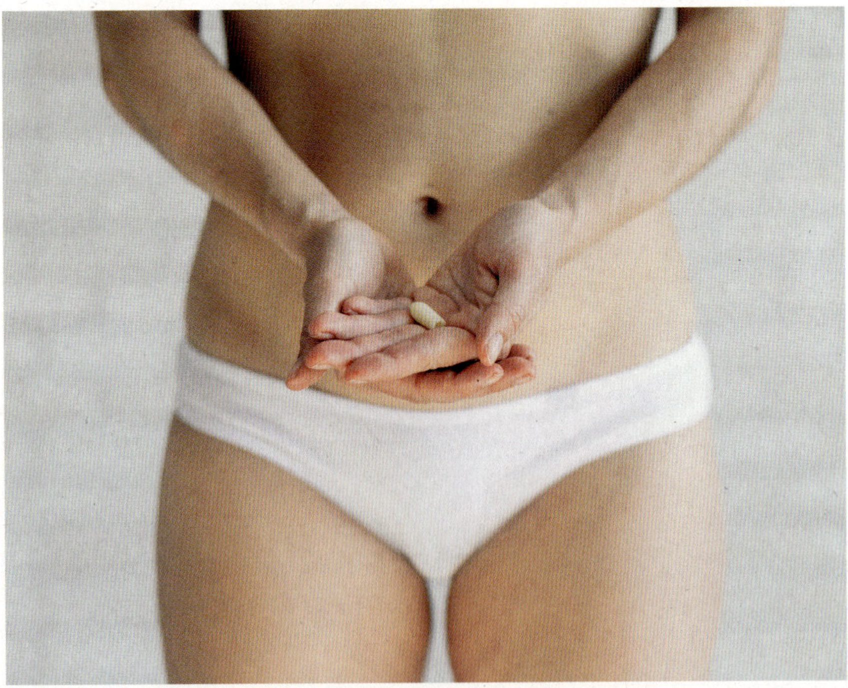

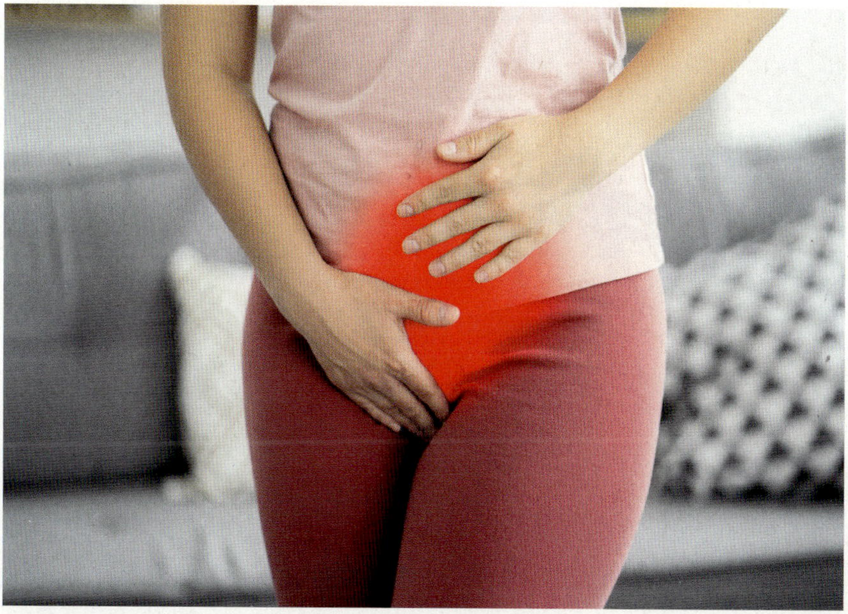

Blasenprobleme – Pipi außer Rand und Band

Nicht nur die Vagina, auch die Blasengesundheit kann durch wechseljahresbedingte Veränderungen in Mitleidenschaft gezogen werden. Eine Hauptursache für Blasenprobleme im Wechsel ist ein Östrogenmangel. Denn das Hormon wirkt sich auf vielfältige Weise auf unseren Stoffwechsel aus. Neben zahlreichen anderen Körperfunktionen fördert es auch die Durchblutung und Schleimproduktion der Blasenschleimhaut und trägt zu einer Stärkung des Gewebes bei. So erklärt sich auch, warum die Schleimhäute von Vagina und Blase in den Wechseljahren dünner, trockener und infolge **anfälliger** für Entzündungen und Krankheitserreger werden. Hinzu kommt, dass Östrogen am Aufbau einer gesunden Vaginalflora beteiligt ist, indem das Hormon die Besiedelung mit Milchsäurebakterien, den sogenannten Laktobazillen, fördert. Nehmen diese ab, steigt der **pH-Wert im Intimbereich,** wodurch Krankheitserreger auch leichter in die Harnröhre aufsteigen können.

Auch für eine starke Immunabwehr ist Östrogen ein entscheidender Faktor, denn es wirkt Entzündungen entgegen und regt die Produktion von Antikörpern an, die es krankmachenden Keimen erleichtern, sich im Körper einzunisten.

Vor allem zwei Krankheitsphänomene, die sich manchmal gar nicht so leicht voneinander unterscheiden lassen, betreffen in den Wechseljahren die Blase.

Blasenentzündungen – immer müssen müssen

Durch die wechselbedingten Veränderungen des Körpers treten bei manchen Frauen in der Peri- und Postmenopause vermehrt unangenehme Blasenentzündungen (Zystitis) auf, welche in der traditionellen Schulmedizin häufig mit **Antibiotika** behandelt werden. Diese sorgen zwar in der Regel für ein schnelles Abklingen der Symptome, erhöhen aber gleichzeitig das Risiko für eine

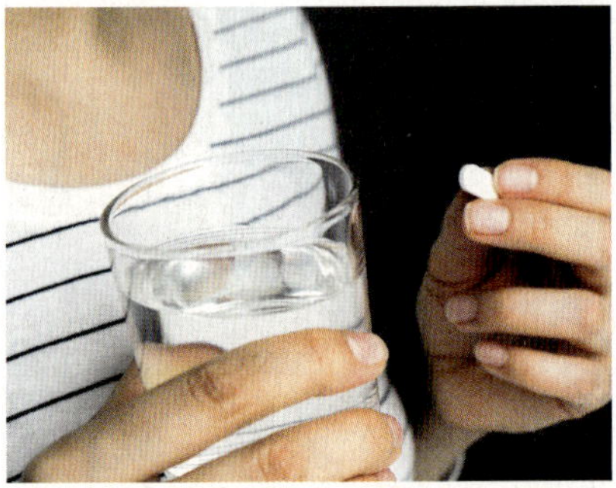

erneute Infektion. Mitunter beginnt damit ein Teufelskreis. Denn Antibiotika unterscheiden nicht zwischen guten und schlechten Bakterien, weshalb durch die Behandlung auch die nützlichen Darmbakterien und das **Mikrobiom der Vaginalflora** in Mitleidenschaft gezogen werden. Hinzu kommt das allgemeine Problem zunehmender Resistenzen.

Alternativen zum Antibiotika-Einsatz

Um das Infektionsrisiko zu senken und den Vaginaltrakt widerstandsfähiger gegenüber Krankheitserregern zu machen, empfiehlt es sich, auf eine **darmfreundliche und antientzündliche Ernährung** (siehe S. 129) zu setzen. Allerdings ist etwas Geduld und Ausdauer gefragt, bis sich die Darmflora und infolgedessen auch die Scheidenflora erholt und so stabilisiert haben, dass das Infektionsrisiko zurückgeht.

Wenn du bereits regelmäßig durch die typischen Symptome einer Blasenentzündung geplagt wirst, versprechen nach neuesten Untersuchungen **Lactobacillus-haltige Zäpfchen** Linderung. Im Rahmen einer 2023 veröffentlichten Studie der Universität Okayama sank die Zahl der Infektionen bei den teilnehmenden Probandinnen von durchschnittlich 6,3 auf 2,4 pro Jahr.*

* https://www.urologytimes.com/view/vaginal-administration-of-lactobacilli-may-prevent-recurrent-cystitis-in-postmenopausal-women

Nach einer Antibiotika-Behandlung empfiehlt es sich ebenfalls, auf Probiotika zu setzen und zum Beispiel verstärkt **fermentierte Lebensmittel** wie Joghurt, Sauerkraut oder eingelegte Gurken zu essen sowie die gesunden Darmbakterien mit **ballaststoffreicher Nahrung** wieder aufzubauen.

Darüber hinaus ist es wichtig, ausreichend zu trinken, um krankmachende Keime aus Harnröhre und Blase zu spülen.

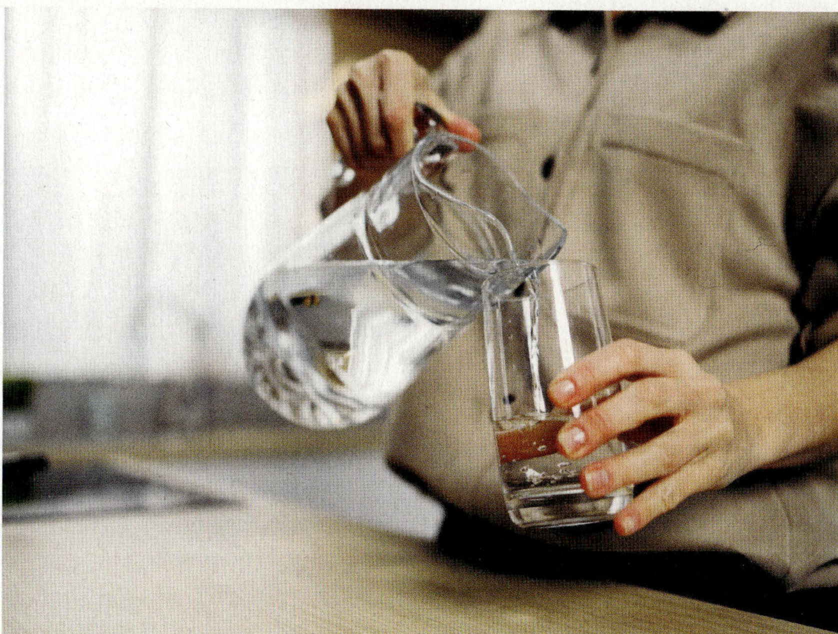

Blasenschwäche – nicht mehr ganz dicht?

Auf andere Weise, aber nicht minder unangenehm ist eine Schwächung der Blasenfunktion, die im Alltag zu feucht-unerfreulichen Zwischenfällen führen kann. Wenn das Problem in den Wechseljahren auftritt oder sich verstärkt, spielt oft ebenfalls die Abnahme der weiblichen Sexualhormone eine Rolle. Denn der Mangel an Östrogen und Progesteron trägt unter anderem zu einem gesteigerten **Kollagenabbau** bei, wodurch der Beckenboden geschwächt wird.

Blase und Beckenboden stärken

Ein starker Beckenboden gehört zu den effektivsten Helfern gegen Blasenschwäche. Vor allem sanfte Sportarten, die die Körpermitte kräftigen, sind empfehlenswert:

- Pilates
- Yoga
- Schwimmen
- Wassergymnastik
- Joggen
- Nordic Walking

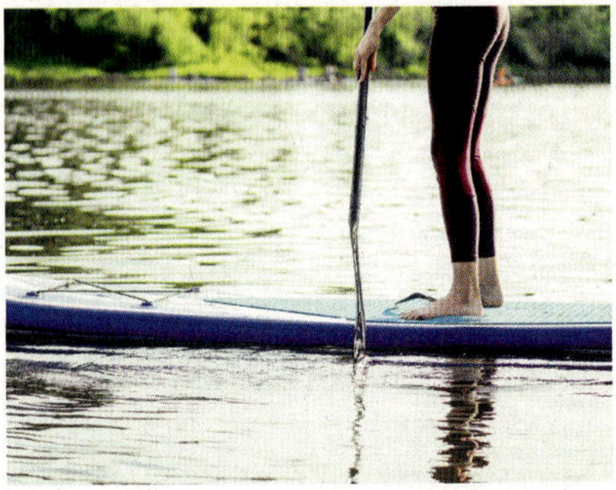

Wer etwas mehr Aufwand in Kauf nehmen möchte, kann es mit Reiten oder Stand-up-Paddling probieren. Sportarten, die mit ruckartigen Bewegungen einhergehen, wie Tennis und Squash, aber auch Joggen auf hartem Asphaltboden, sind bei geschwächtem Beckenboden hingegen weniger zu empfehlen.

Ein **Blasentraining** kann ebenfalls helfen, wieder mehr Kontrolle über die Blase zurückzugewinnen und den unbeabsichtigten Abgang von Urin zu reduzieren. Dabei geht es unter anderem darum, die Blase weder zu früh zu leeren, noch zu lange zu warten oder die Blase gar an einen regelmäßigen Rhythmus zu gewöhnen. Ausführliche Anleitungen findest du unter dem Stichwort „Blasentraining“ im Netz.

Einfache Beckenbodenübung: Brücke

Neben beckenbodenstärkenden Sportarten kannst du auch im heimischen Wohnzimmer durch gezielte Übungen etwas für deine Körpermitte tun, zum Beispiel mit der Brücke:

1. Lege dich entspannt auf den Rücken, winkle die Beine hüftbreit an.
2. Atme tief ein. Hebe das Becken vom Boden ab, sodass dein Körper von den Knien bis zu den Schultern eine Linie bildet.
3. Bleibe etwa 1 Minute in der Position und spanne abwechselnd deinen Beckenboden für einige Sekunden an und entspanne ihn wieder für einige Sekunden. Atme dabei gleichmäßig ein und aus.

Auf starker-beckenboden.de findest du viele weitere Informationen und Tipps zum Thema „Blasenschwäche und Beckenbodentraining". Die App *pelvina* unterstützt das Beckenbodentraining zu Hause. Die Nutzung wird von zahlreichen Krankenkassen bezuschusst.

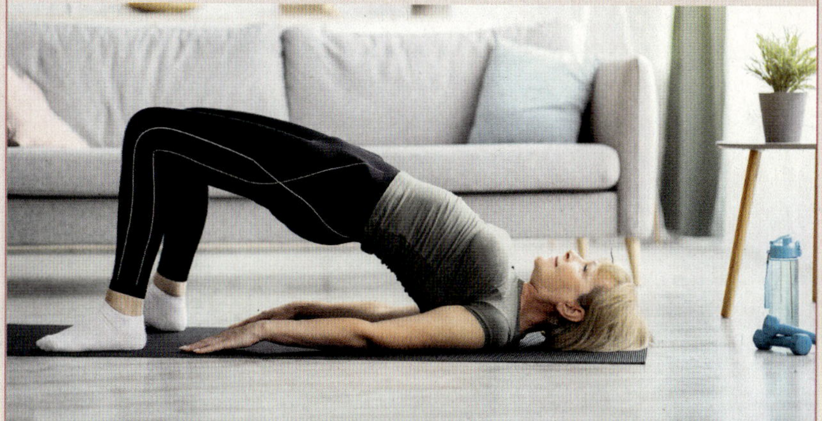

Brustumbau – wenn die Brüste spannen

Leichte Spannungsgefühle im Verlauf des regulären Zyklus sind wahrscheinlich den meisten Frauen schon lange vor den Wechseljahren vertraut. Mit dem Beginn der Perimenopause (siehe S. 20), in der die Hormone stark zu schwanken beginnen, können Missempfindungen wie Spannen, Ziehen, Berührungsempfindlichkeit und Druckgefühle in den Brüsten aber noch einmal verstärkt auftreten.

Ursache der Symptome sind Wassereinlagerungen, aber auch Veränderungen des Brustgewebes. Denn das milchbildende Drüsengewebe wird im Verlauf der Wechseljahre durch Fett- und Bindegewebe ersetzt. Es ist leicht nachzuvollziehen, dass diese Umstellung nicht ganz ohne spürbare Auswirkungen vonstattengeht.

Linderung kannst du dir sowohl über ein paar ganz einfache äußer-

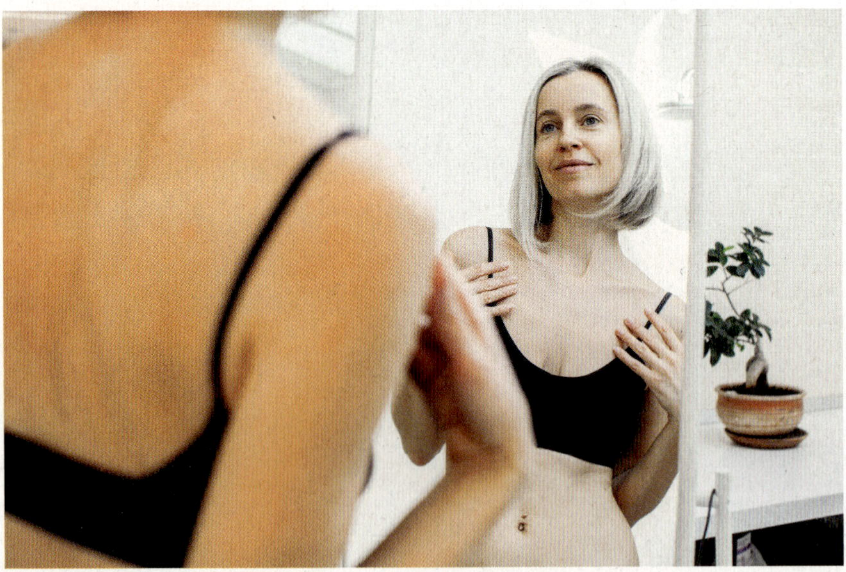

liche Maßnahmen verschaffen oder indem du mit den passenden Heilkräutern die Hormonschwankungen abmilderst.

WICHTIG: Während des Umbauprozesses der Brust können sich vermehrt kleine Knötchen oder Zysten im Brustgewebe bilden. Diese sind in der Regel harmlos. Dennoch ist es gerade in den Wechseljahren wichtig, deine Brust regelmäßig abzutasten und Veränderungen medizinisch abklären zu lassen.

Der BH-Faktor

Schon vor den Wechseljahren hast du wahrscheinlich die Erfahrung gemacht, dass ein **gut sitzender BH** Gold wert sein kann. Er sollte die Brust zwar stützen, aber keinen Druck ausüben oder gar an irgendwelchen Stellen einschneiden. Da in den Wechseljahren die Brust zunächst noch einmal im Umfang zulegen kann, achte deshalb darauf, ob deine BHs noch passen, und lass dich im Zweifel in einem Fachgeschäft beraten.

Kühle Wickel für heiße Brüste

Wenn die Schmerzen ausgeprägt sind und sich die Brust warm und gereizt anfühlt, wirken **Quarkwickel** angenehm kühlend auf das Brustgewebe. Dazu einfach naturbelassenen Quark etwa fingerdick auf ein Tuch geben und auf die Brust auflegen, bis der kühlende Effekt nachlässt (maximal 15 Minuten). Auch eine sanfte **Brustmassage** mit etwas Pflanzenöl und einem Tropfen ätherischen Öls (zum Beispiel Lavendel oder Muskatellersalbei) hilft, das Gewebe zu lockern und Spannungsgefühle zu reduzieren.

Hormonschwankungen ausgleichen

Wenn du, statt die Symptome zu lindern, an der Ursache ansetzen möchtest, können typische **Frauenkräuter** wie Rotklee oder Traubensilberkerze den schwankenden Hormonspiegel stabilisieren. Mehr dazu erfährst du auf S. 154.

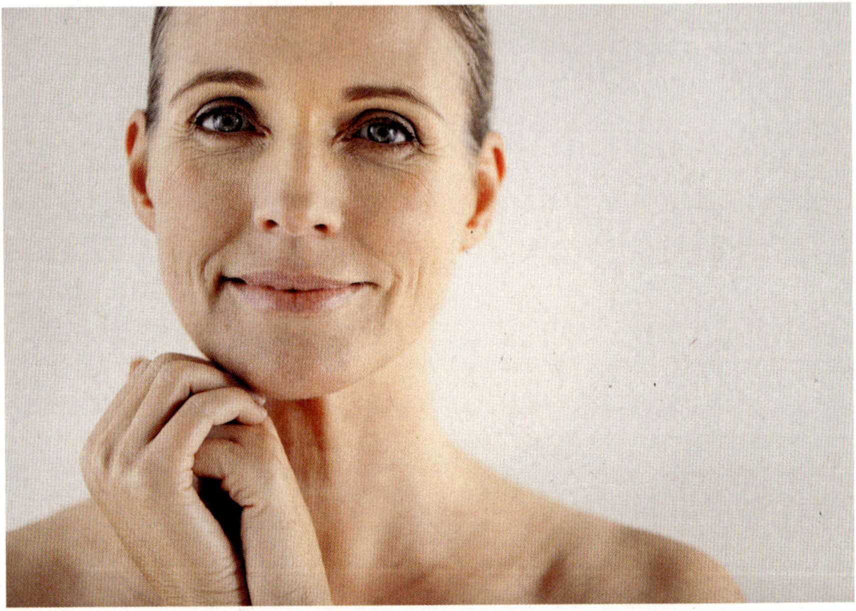

Hautprobleme – es ist zum aus der Haut fahren

Dünner werdende Haut, zunehmende Faltenbildung und Pigmentflecken oder gar Unreinheiten, mit denen frau zuletzt in der Pubertät zu kämpfen hatte – die mit den Wechseljahren einhergehenden **Veränderungen** der Haut sind für viele Frauen besonders belastend. Kein Wunder, schließlich gilt ein glatter, rosiger Teint in unserer Gesellschaft als Zeichen von Jugendlichkeit, Vitalität und – last but not least – Attraktivität. Zwar betrifft das Thema „Hautalterung" beide Geschlechter und gehört zum Älterwerden schlichtweg dazu. Da die weibliche Haut jedoch dünner ist und die hormonellen Turbulenzen bei Frauen stärker ausgeprägt sind als bei Männern, leiden sie in den Wechseljahren deutlich häufiger unter Hautproblemen.

Warum die Haut trockener wird

Viele Frauen klagen in den Wechseljahren über eine **zunehmend trockene Haut** und damit einhergehend über eine **verstärkte Faltenbildung.** Der entscheidende Faktor für diese Entwicklung ist wieder einmal der Rückgang des Sexualhormons Östrogen, das an der Bildung gleich mehrerer hautstraffender Stoffe beteiligt ist:

- Elastin
- Hyaluronsäure
- Kollagen

Die Strukturproteine Elastin und Kollagen festigen die Haut und machen sie elastisch. Hyaluronsäure besitzt die Fähigkeit, große Mengen Wasser zu binden, das die Haut praller und fester erscheinen lässt. Alle drei Stoffe werden vom Körper in den Wechseljahren weniger gebildet.

Wenn du in den Wechseljahren plötzlich vermehrt **von Juckreiz und Ausschlägen** geplagt wirst, können das die Auswirkungen der hormonbedingten Trockenheit und einer damit zusammenhängenden **Schwächung der Hautbarriere** sein. Manche Frauen berichten auch, dass sie ihre gewohnte Mascara oder andere Kosmetikprodukte nicht mehr vertragen. Sofern durch das Weglassen entsprechender Produkte und eine feuchtigkeitsspendende Hautpflege keine Besserung erreicht werden kann, empfiehlt sich eine **hautärztliche Beratung,** um eine Erkrankung auszuschließen.

Wie sinnvoll sind Nahrungsergänzungen?

Wenn der Körper für die Hautgesundheit wichtige Stoffe nicht mehr in ausreichendem Maß selbst bildet, liegt es nahe, sie ihm in Form von **Nahrungsergänzungsmitteln** zuzuführen.

Noch größer als der jüngste Hype um Produkte mit Kollagen, Hyaluron und Co. sind nur die Versprechen einiger Hersteller. Inwieweit diese auch eingehalten werden können, darüber gehen die Meinungen allerdings auseinander. Zwar gibt es Studien, die beispielsweise die positive Wirkung von Kollagenpräparaten auf die Haut belegen sollen, diese sind aber zum überwiegenden Teil von den Unternehmen selbst finanziert und damit nicht neutral*. Eine abschließende Empfehlung für oder gegen derartige Präparate lässt sich deshalb schwerlich treffen. Wenn dich die vielen positiven Berichte neugierig machen und du es einfach einmal selbst ausprobieren möchtest, informiere dich am besten sehr genau über die Qualität und Zusammensetzung, bevor du dich für ein Produkt entscheidest.

Plötzlich wieder Hautunreinheiten und Pickel

Gelegentlich werden die Wechseljahre auch als **zweite Pubertät** bezeichnet. Passenderweise gehen sie bei manchen Frauen mit dem vermehrten Auftreten von Hautunreinheiten und Pickeln einher. Das Phänomen lässt sich leicht erklären: Während der Östrogenspiegel sinkt, bleibt der Testosteronspiegel auf gleichem Niveau. Es entsteht also ein **relativer Testosteronüberschuss.** Da in dieser Phase das Testosteron die Talgdrüsen stimuliert und gleichzeitig die entzündungshemmende Wirkung des Östrogens abnimmt, wird die Entstehung von Mitessern und Pickeln begünstigt.

* https://www.zdf.de/nachrichten/ratgeber/gesundheit/kollagen-pulver-haut-100.html

Wenn du in den Wechseljahren von hormonellen Pickeln oder gar Akne betroffen bist, achte auf eine **regelmäßige Reinigung der Haut,** durch die überschüssiges Fett und Talg sowie Entzündungen hervorrufende Bakterien entfernt und die Poren gereinigt werden.

Eine antientzündliche Ernährung (siehe S. 129) kann ebenfalls helfen, die Haut wieder ins Gleichgewicht zu bringen. Zudem empfiehlt es sich, auf eine **ausreichende Zinkzufuhr** zu achten. Denn das essenzielle Spurenelement stärkt die Haut und wirkt ebenfalls entzündungshemmend. Zink ist vor allem in tierischen Produkten wie Meeresfrüchten, Fisch, Fleisch, Innereien, Eigelb und Käse, aber auch in Hülsenfrüchten, Vollkornprodukten, Pseudogetreiden, Pilzen, Spinat, Avocados sowie Nüssen, Samen und

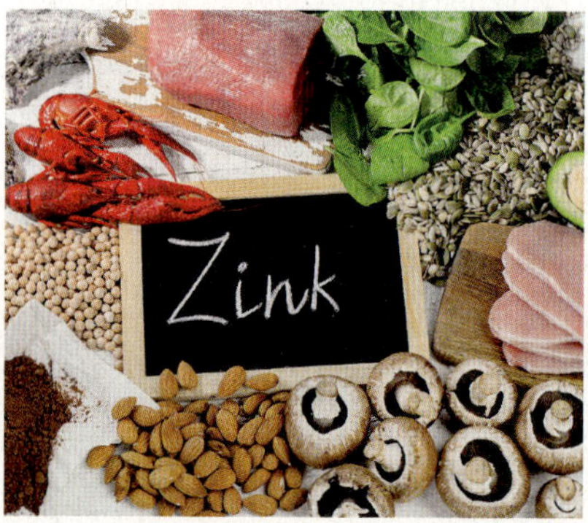

Kakao enthalten. Sind die Unreinheiten bereits da, kann eine auf die Haut aufgetragene Zinksalbe die Heilung beschleunigen.

Auch **Teebaumöl** ist ein effektiver Helfer bei entzündeter Haut*. Das ätherische Öl, das aus den Blättern und Zweigen des australischen Teebaums gewonnen wird, wirkt antibakteriell und entzündungshemmend. Zwar findet man immer wieder die Empfehlung, unverdünntes Teebaumöl auf die betroffenen Hautstellen zu tupfen. Da die Wirkstoffe sehr potent sind und Unverträglichkeiten auslösen können, bieten sich aber Gels und Salben mit verdünntem Teebaumöl als sanftere Alternative an.

Nicht nur unreine Haut, auch ein sogenannter Damenbart tritt bei manchen Frauen durch den relativen Testosteronüberschuss in den Wechseljahren auf. Betroffene, die ihn als störend empfinden, können die Härchen regelmäßig entfernen oder ihr Wachstum mit einer Lasertherapie ganz oder zumindest für einen längeren Zeitraum eindämmen.

* https://onlinelibrary.wiley.com/doi/abs/10.5694/j.1326-5377.1990.tb126150.x

Hautpflege in den Wechseljahren

Beim Thema „Hautpflege“ denken viele zuerst an nährende Hautcremes, feuchtigkeitsspendende Seren und andere Kosmetikprodukte mit langen Zutatenlisten. Oft versprechen sie wahre Wunder, und fast immer sind sie entsprechend teuer. Leider enthalten einige Produkte Inhaltsstoffe, die der Haut mehr schaden als nutzen – wie beispielsweise hormonell wirksame Konservierungsstoffe oder chemische UV-Filter und Duftstoffe, die Unverträglichkeiten auslösen können und die Umwelt belasten. Entscheide dich deshalb am besten für zertifizierte und auf die Bedürfnisse reifer Haut abgestimmte **Naturkosmetik,** bei der zahlreiche fragwürdige Inhaltsstoffe ausgeschlossen sind. Oder ist auch in diesem Fall weniger vielleicht sogar mehr? Versuch es doch einmal mit naturbelassenen **Pflanzenölen** und anderen Hausmitteln sowie ein paar einfachen Tricks und Alltagsroutinen, die der Hautgesundheit ebenfalls zugutekommen.

Pflanzenöle für reife Haut

Reife Haut benötigt eine zellschützende Pflege, die Feuchtigkeit einschließt und zu mehr Elastizität und Straffheit verhilft. Mit der Zellalterung gehen auch Hautschädigungen einher, denen man mit den richtigen Ölen gut entgegenwirken kann. Geeignete **Öle für die Pflege reifer Haut** sind:

- Arganöl
- Borretschöl
- Granatapfelkernöl
- Nachtkerzenöl
- Traubenkernöl

Worauf du unbedingt achten solltest, ist eine **gute Qualität des Öls.** Es sollte sich um ein kalt gepresstes Bio-Produkt handeln, denn nur so enthält es all seine positiven Eigenschaften.

Pflanzenöl richtig anwenden

Um der Haut zusätzliche Feuchtigkeit zuzuführen und dafür zu sorgen, dass die hautnährenden Stoffe auch wirklich aufgenommen werden, ist es wichtig, Pflanzenöle stets auf die gereinigte, **noch feuchte Haut** aufzutragen. Nur so bilden sie eine Emulsion, die in tiefere Hautschichten gelangt und keinen fettigen Film hinterlässt.

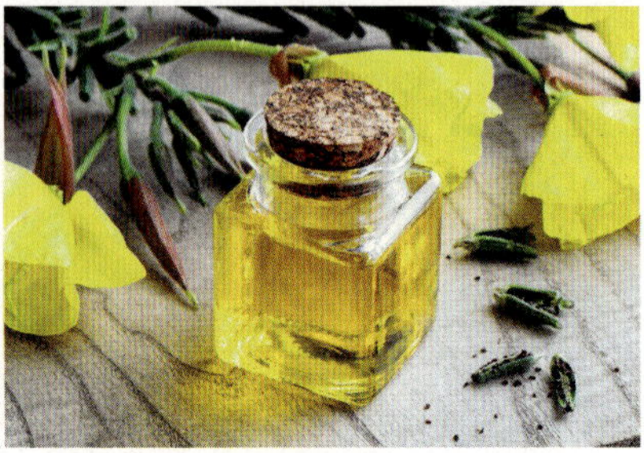

Je mehr ungesättigte Fettsäuren ein Öl besitzt, desto instabiler ist es. Dadurch wird die **Haltbarkeit begrenzt,** das Öl oxidiert an der Luft – es wird schneller ranzig. Deshalb sollte Traubenkernöl und vor allem Borretschöl, Granatafelkernöl, und Nachtkerzenöl vorrangig für die Nachtpflege und nur zusammen mit stabilisierenden Ölen (zum Beispiel Mandelöl) verwendet werden (Mischverhältnis 9:1). Es ist zusätzlich empfehlenswert, Pflegeöle immer nur in kleinen Mengen zu kaufen beziehungsweise abzufüllen und kühl, dunkel und gut verschlossen zu lagern.

In Kombination mit Kaffeesatz erhältst du ein natürliches Gesichtspeeling, das müder Haut zu neuem Glanz verhilft.

Gesichtspeeling mit Kaffeesatz und Öl für eine reichhaltige Pflege

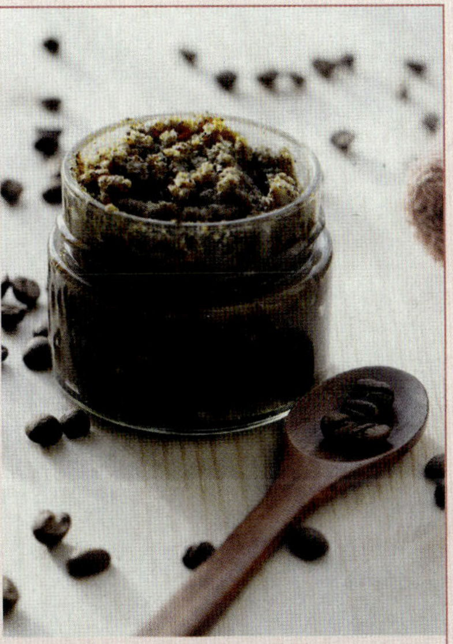

Kaffeesatz ist ideal, um tote Hautschüppchen auf sanfte Weise zu entfernen. Das darin enthaltene Koffein fördert die Durchblutung und unterstützt so die Nährstoffversorgung der Haut.

In Kombination mit einem hautpflegenden Pflanzenöl erhältst du ein reichhaltiges Gesichtspeeling, nach dessen Anwendung die Haut frischer und straffer wirkt.

Für eine Anwendung benötigst du:

- **6 TL Kaffeesatz**
- **4 EL Pflanzenöl**

So wird das Peeling angewendet:

1. Verarbeite Kaffeesatz und Öl zu einer Paste.
2. Verteile die Paste mit sanft kreisenden Bewegungen auf der Gesichtshaut und lass das Peeling etwa 10 Minuten lang einwirken.
3. Wasche den Kaffeesatz mit klarem Wasser ab und tupfe die Haut anschließend nur vorsichtig trocken, damit das Öl weiter einwirken kann.

Hautpflege von innen

Wenn der Volksmund sagt, dass „wahre Schönheit von innen kommt", ist eigentlich eine positive Lebenseinstellung beziehungsweise ein guter Charakter gemeint. Diese Weisheit trifft aber ebenso gut auf die Pflege der Haut zu. Denn das Auftragen von Cremes, Lotionen und Co. kommt der Haut zwar durchaus zugute, die Inhaltsstoffe dringen aber meist nicht bis in die tieferliegenden Schichten vor.

Deshalb ist eine **vitalstoffreiche Ernährung** (siehe S. 122) als Hautpflege von innen, insbesondere in den Wechseljahren, nicht zu unterschätzen. Zu den besonders wichtigen Nährstoffen, die zur Gesunderhaltung der Haut gebraucht werden, gehören:

- Vitamin A
- Vitamin C
- B-Vitamine
- Kalzium
- Zink
- Magnesium

Mit einer abwechslungsreichen Ernährung auf Basis frischer, unverarbeiteter Produkte kannst du deinen Vitalstoffbedarf schon sehr gut decken. Die folgenden Lebensmittel sind besonders reich an **hautpflegenden Inhaltsstoffen** und dürfen zum Wohle deiner Haut deshalb ruhig noch etwas häufiger auf den Speiseplan:

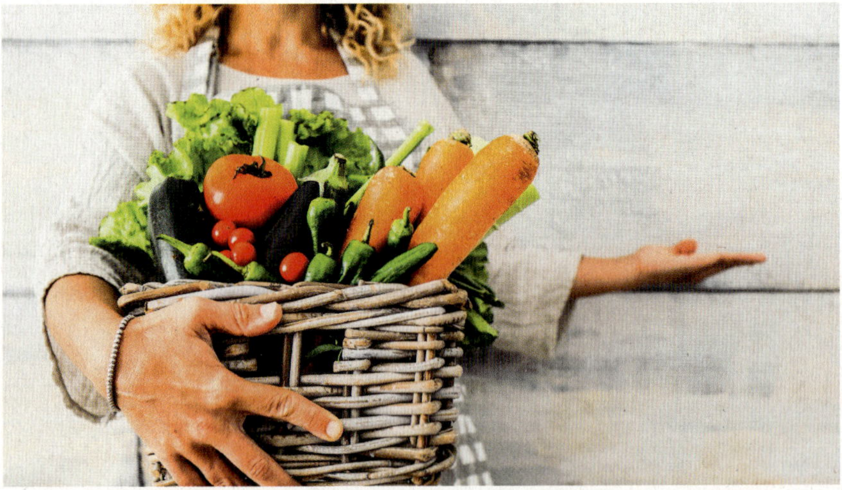

- **Karotten:** Das enthaltene Beta-Carotin stärkt den Eigenschutz der Haut.
- **Ingwer:** Die Flavonoide wirken entzündungshemmend und verlangsamen die Hautalterung.
- **Hülsenfrüchte:** Gleich mehrere B-Vitamine unterstützen den Hautstoffwechsel und tragen zu einem gesunden Teint bei.
- **Kürbiskerne:** Die zahlreichen Mineralstoffe und Vitamine, die in diesen Samen enthalten sind, fördern die Hautgesundheit.
- **Haferflocken:** Die vielen B-Vitamine und Mineralien des Getreides wirken entzündungshemmend.
- **Granatapfelkerne:** Sekundäre Pflanzenstoffe und Gerbstoffe stärken die Regenerationsfähigkeit der Haut.
- **Blaubeeren:** Das enthaltene Vitamin C strafft das Bindegewebe und Vitamin E schützt die Haut vor freien Radikalen.
- **Apfelessig:** Der milde Essig stärkt die Verdauung und die Selbstreinigungskraft des Körpers.
- **Nüsse:** Sie enthalten ungesättigte Fettsäuren sowie verschiedenc Vitamine und Mineralien, die auch der Hautgesundheit zugutekommen.
- **Pilze:** Die Vitamine B1, B5 und D sowie das ebenfalls enthaltene Zink verbessern die Durchblutung der Haut, stärken das Bindegewebe und verbessern das Hautbild.

Den Hautstoffwechsel anregen

Damit die Nährstoffe auch dorthin kommen, wo sie gebraucht werden, empfiehlt es sich, den Hautstoffwechsel anzuregen. Das kannst du auf verschiedene Weise tun.

Durch Trockenbürsten

Trockenbürsten hat eine lange Tradition – unter anderem in der indischen Heilkunst Ayurveda, in der Traditionellen Chinesischen Medizin und in der Gesundheitslehre nach Kneipp. Es regt nicht nur den Kreislauf an und stärkt das Immun-

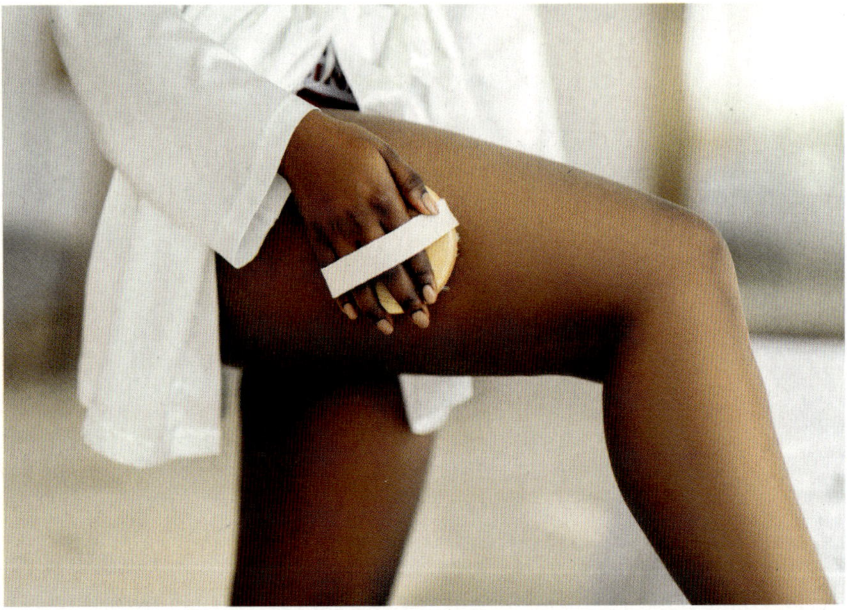

system, auch der Stoffwechsel der Haut wird durch regelmäßige Bürstenmassagen auf Trab gebracht. Du kannst die Methode am ganzen Körper, aber auch – dann etwas sanfter – im Gesicht anwenden.

Beim klassischen Trockenbürsten lautet die wichtigste Regel: **Immer in Richtung Herz bürsten!**

Mit kräftigen Bürstenstrichen oder kreisenden Bewegungen beginnst du an den Füßen und arbeitest dich allmählich nach oben, über Hüften und Gesäß. Dann sind die Arme dran. Erst zum Schluss kommen Bauch und Brust an die Reihe.

Durch Kältereize

Bestimmt hast du schon einmal vom sogenannten Eisbaden gehört. Leistungssportler nutzen die Methode für eine beschleunigte Regeneration. Aber auch immer mehr Normalos schwören auf die **positiven Effekte des Kältereizes,** dessen gesundheitliches Potenzial zwar vielfach belegt, aber noch nicht gänzlich erforscht ist. Im Gesicht sorgt schon ein Schwung kalten Wassers am Morgen für eine bessere Durchblutung und eine gesündere Gesichtsfarbe. Noch intensiver wirkt ein Gesichtsguss nach Kneipp.

Kalter Gesichtsguss nach Kneipp*

1. Beuge dich über die Dusch- oder Badewanne.
2. Drehe das kalte Wasser des Duschkopfs auf und wähle eine angenehme Druckstärke.
3. Setze den Wasserstrahl an der rechten Schläfe an, führe ihn über die Stirn zur linken Schläfe und wieder zurück.
4. Fahre dann dreimal senkrecht über die Wange auf und ab.
5. Wiederhole die Prozedur auf der anderen Seite.
6. Beende den Guss mit drei kreisenden Bewegungen über das gesamte Gesicht und tupfe die Haut nur vorsichtig ab.

Für eine dauerhafte Verbesserung deines Hautbildes empfiehlt es sich, den Guss über einen längeren Zeitraum regelmäßig anzuwenden.

* https://www.kneippbund.de/fileadmin/user_upload/kneipp-bund/dokumente/download/gesundheitstipps/wasser/Gesichtsguss.pdf

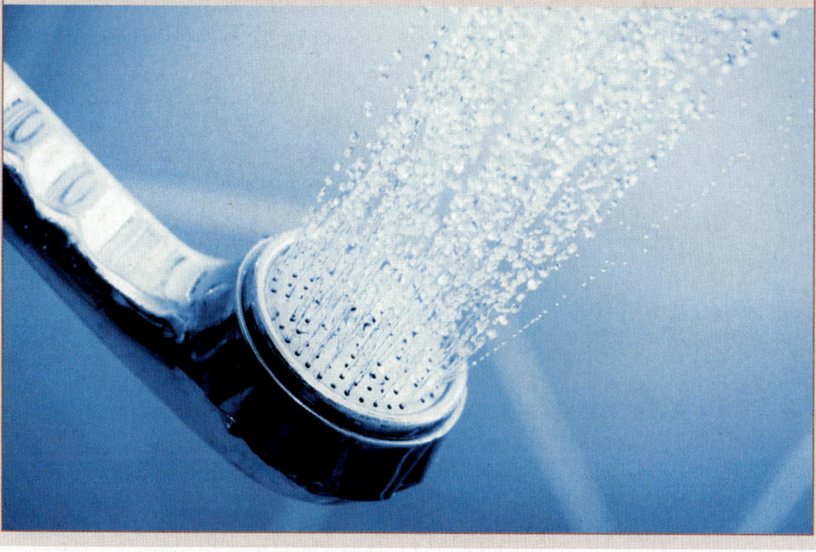

Durch Bewegung

Auch Bewegung (siehe S. 135) gehört zu einer runden Hautpflegeroutine unbedingt dazu. Wer bereits regelmäßig Sport treibt, weiß den rosigen Teint nach ausgiebiger, schweißtreibender Bewegung zu schätzen. Denn diese fördert die Durchblutung des gesamten Körpers und regt den Stoffwechsel an, wodurch neben Organen und Muskeln auch die **Haut besser mit Feuchtigkeit und Nährstoffen versorgt** wird.

Ähnlich wohltuend für die Haut und dabei noch optimal zur Stressreduktion (siehe S. 143) geeignet, ist ein Saunabesuch.

Reife Haut braucht mehr Sonnenschutz

Im Wechsel wird die Haut nicht nur dünner und empfindlicher gegenüber äußeren Einflüssen, sie bildet auch weniger schützendes Melanin. Statt ausgiebiger Aufenthalte in der prallen Sonne empfiehlt es sich deshalb, noch mehr auf ausreichenden Sonnenschutz zu achten und die Mittagssonne konsequent zu meiden. Kurze Sonnenbäder am Morgen oder Nachmittag sind dennoch sinnvoll, um die Vitamin-D-Produktion anzukurbeln und einen gesunden Schlafrhythmus zu unterstützen (siehe S. 39).

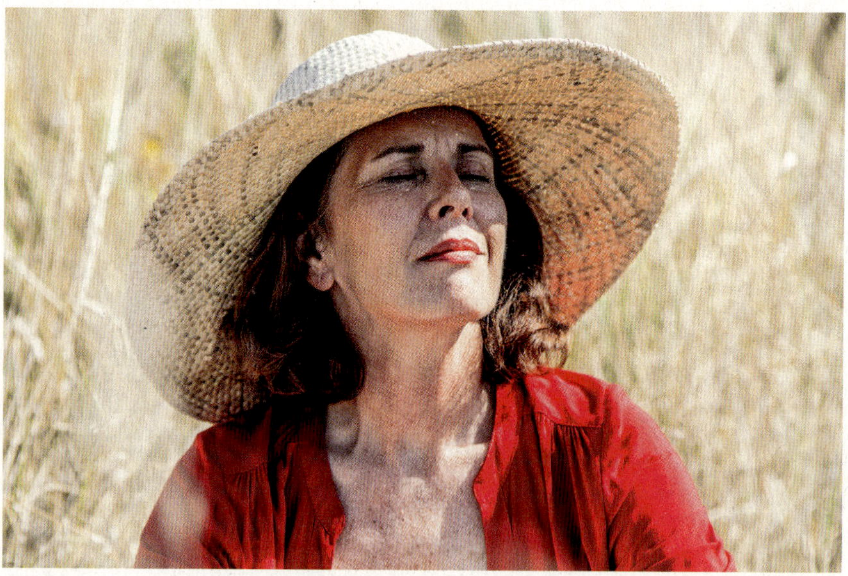

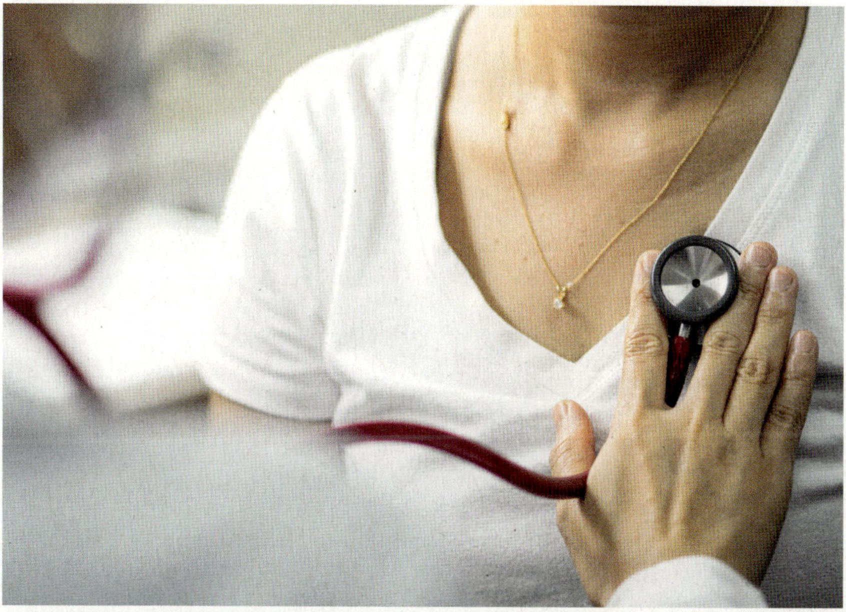

Herzrasen – aufregendes Problem

Im Ruhezustand schlägt das Herz normalerweise zwischen 60 und 80 Mal in der Minute, bei körperlicher Belastung, Aufregung oder Stress sind bis zu 180 Schläge die Regel. Wenn das Herz dagegen aus dem Nichts heraus plötzlich rast, bis zum Hals schlägt oder gar stolpert, kann das stark beunruhigen.

Herzrasen ist ein Symptom, das etwa **ein Viertel aller Frauen** während der Wechseljahre erlebt. Begleitet wird der erhöhte Puls oft von Hitzewallungen, Schwindel, Druck auf der Brust, Unruhe oder gar einer Panikattacke. Zunächst einmal gilt es aber zu klären, ob die unregelmäßige Herzfrequenz eine Erkrankung als Ursache hat. Ein Besuch in einer kardiologischen oder internistischen Praxis ist dafür ratsam. Wenn keine andere Ursache festgestellt werden kann, kommen die körperlichen Veränderungen der Wechseljahre als Auslöser infrage.

Hormonelle Ursachen

Der Herzschlag wird durch das vegetative Nervensystem gesteuert und reagiert normalerweise fein abgestimmt auf körperliche Aktivitäten oder andere Umstände, die eine verstärkte Herzaktivität erfordern. Durch die Schwankungen im Hormonhaushalt kann dieses Gleichgewicht jedoch aus der Bahn geraten. Als Ergebnis fängt das Herz plötzlich an zu klopfen und zu rasen wie bei einem Sprint zur Bushaltestelle oder vor einem Bewerbungsgespräch.

Da Herzrasen neben körperlicher Aktivität durch Stress und Angst ausgelöst wird und weil Herzprobleme potenziell lebensbedrohlich sind, wird der Zustand oft als sehr beängstigend empfunden. Die gute Nachricht ist aber, dass der durch Hormonschwankungen erhöhte Puls keine gesundheitliche Gefahr darstellt.

Dennoch ist es empfehlenswert, das Herz von seiner Raserei abzubringen, um das Wohlbefinden zu verbessern.

Was tun gegen das Herzeleid?

Wenn dich ein akuter Anfall überrascht, versuche gelassen zu bleiben. Atme tief in den Bauch ein und aus. Dafür kannst du beruhigende und fokussierende **Atemtechniken** aus dem Pranayama-Yoga, anwenden, zum Beispiel die Wechselatmung.

Anuloma Viloma – Wechselatmung

1. Stell dich aufrecht hin, die Füße schulterbreit auseinander.
2. Halte das rechte Nasenloch mit dem rechten Daumen zu.
3. Atme durch das linke Nasenloch langsam und tief ein und zähle dabei mindestens bis 5.
4. Mit Ringfinger und kleinem Finger der rechten Hand jetzt das linke Nasenloch zuhalten und durch das rechte Nasenloch genauso langsam ausatmen und zählen.
5. Nun durch das rechte Nasenloch einatmen und zählen.
6. Wieder mit dem Daumen das rechte Nasenloch zuhalten und durch das linke Nasenloch ausatmen und zählen.

Diesen Atemzyklus etwa 5 bis 10 Minuten lang wiederholen, um zur Ruhe zu kommen.

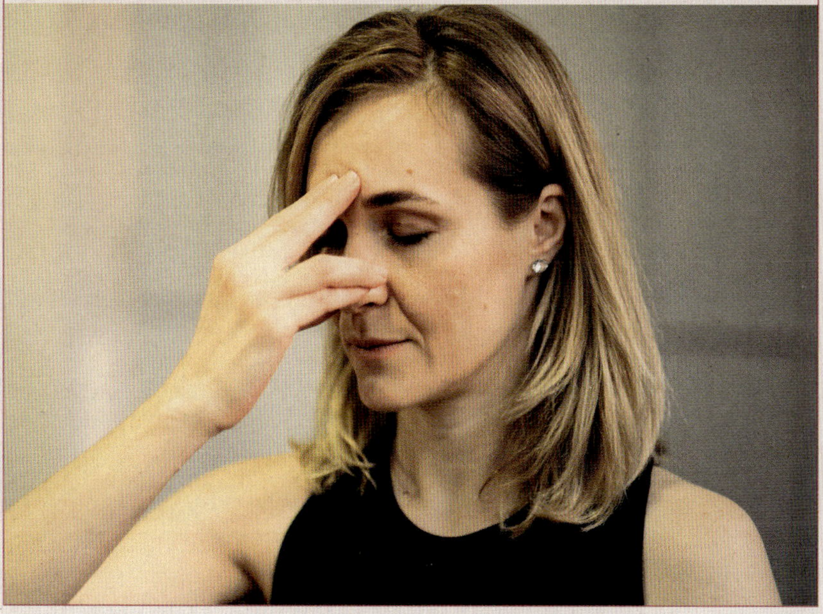

Ein kaltes, kohlensäurehaltiges Getränk, durch das du aufstoßen musst, kann den Herzschlag ebenfalls wieder normalisieren. Auch ein Druckausgleich wie im Flugzeug, also der Versuch, bei geschlossenem Mund und zugehaltener Nase auszuatmen, bereitet dem Spuk unter Umständen ein schnelles Ende.

Um zukünftiges Herzrasen und -stolpern zu verhindern, kannst du dein Herz mit natürlichen Mitteln unterstützen:

- **Magnesium und Kalium** stärken das Herz. Magnesium wirkt dabei Rhythmusstörungen entgegen, Kalium sorgt allgemein für die Herzgesundheit. Eine gute Kaliumversorgung ist beispielsweise mit Sojabohnen, Trockenobst, Pistazien, Datteln, Kohl, Kartoffeln und Bananen möglich. Viel Magnesium liefern Weizenkleie, Kürbiskerne, Sonnenblumenkerne, dunkle Schokolade, Cashewkerne, Erdnüsse, Vollkornprodukte und Haferflocken. Ein Müsli mit Haferflocken, Trockenfrüchten, Banane, Nüssen und Samen bietet also eine gute Quelle für die herzkräftigenden Mineralien.

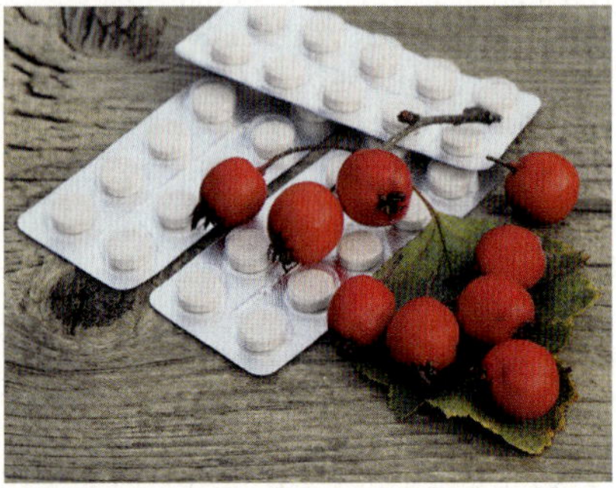

- **Weißdornextrakt** hat sich in mehreren Studien zur Behandlung nervöser Herzbeschwerden bewiesen. Es stärkt die Pumpkraft des Herzens und wirkt leicht blutdrucksenkend. Weißdorn ist als Tee oder in Form von Kapseln, Tabletten oder Tropfen in Drogerien und Apotheken erhältlich.

- **Baldrian** wirkt beruhigend bei nervösen Störungen und kann durch die Wechseljahre bedingte Herzbeschwerden positiv beeinflussen. Die wirksamen Bestandteile werden aus der Pflanzenwurzel gewonnen. Baldrian ist in vielfältiger Form als Tee, Kapseln, Tabletten und Tropfen erhältlich.

- **Traubensilberkerze** lindert vielfältige Wechseljahresbeschwerden wie Hitzewallungen, starkes Schwitzen und indirekt auch

Herzrasen durch ihre Wirksamkeit gegen Nervosität und Unruhe. Laut Laborexperimenten* binden die Wirkstoffe der Traubensilberkerze an Östrogenrezeptoren sowie an den Andockstellen bestimmter Botenstoffe im Gehirn an, wirken nach neuesten Erkenntnissen aber nicht östrogenartig.

- **Regelmäßiges Ausdauertraining** stärkt den Herzmuskel. Auf diese Weise kann mit einem Herzschlag mehr Blut durch den Körper gepumpt werden, sodass sich der Ruhepuls reduziert. Studien haben bewiesen, dass moderates Ausdauertraining auch gegen plötzliches Herzrasen hilft. Denn ein gut trainiertes Herz ist nicht nur stärker, sondern auch anpassungsfähiger. Versuch also, regelmäßig zwei- bis dreimal in der Woche eine Stunde zu joggen, Rad zu fahren oder Schwimmen zu gehen. Auch Nordic Walking und Spaziergänge in flottem Tempo verbessern deine Herzgesundheit. Zusätzliches Treppensteigen, statt den Aufzug zu nehmen, und das Laufen kurzer Wege, statt mit dem Auto zu fahren, erhöhen die Ausdauer zusätzlich.

- Eine **mediterrane Ernährung** mit vielen Antioxidantien aus Gemüse und Obst sowie Omega-3-Fetten aus Fisch oder pflanzlichen Quellen wie Lein- und Rapsöl, Saaten, Nüssen und Algen stärkt das Herz und ganz allgemein die Gesundheit.

Entscheidend ist aber nicht nur, was du tust, sondern auch, was du lässt. Nervöse Herzbeschwerden können durch folgende Faktoren verstärkt werden:

- Nikotin
- Alkohol
- Koffein
- Stress
- Übermüdung

Reduziere daher den Konsum von Zigaretten, Alkohol, Kaffee und Cola oder verzichte bei Bedarf ganz darauf. Versuch außerdem, Stress zu vermeiden und regelmäßig 7 bis 8 Stunden zu schlafen.

* https://www.deutsche-apotheker-zeitung.de/daz-az/2000/daz-24-2000/uid-6814

Haarausfall – eine haarige Sache

Etwa **ein Drittel aller Frauen** leidet in den Wechseljahren unter vermehrtem Haarausfall. Dabei werden die Haare zunächst im Scheitelbereich weniger, später insgesamt dünner. Bei ausgeprägtem Haarverlust scheint sogar die Kopfhaut durch.

Ursache ist der sinkende Östrogenspiegel. In Relation zum reduzierten Östrogen nimmt der Anteil an Testosteron zu, der erst nach den Wechseljahren ebenfalls geringer wird. Das männliche Hormon als Gegenspieler zum Östrogen sorgt für einen **schnelleren Ablauf des Haarzyklus** mit einer verkürzten Wachstumsphase und damit vermehrtem Haarausfall.

Viele Frauen kennen es aus der Zeit nach einer Schwangerschaft: Auch dann fallen durch den abfallenden Östrogenspiegel plötzlich

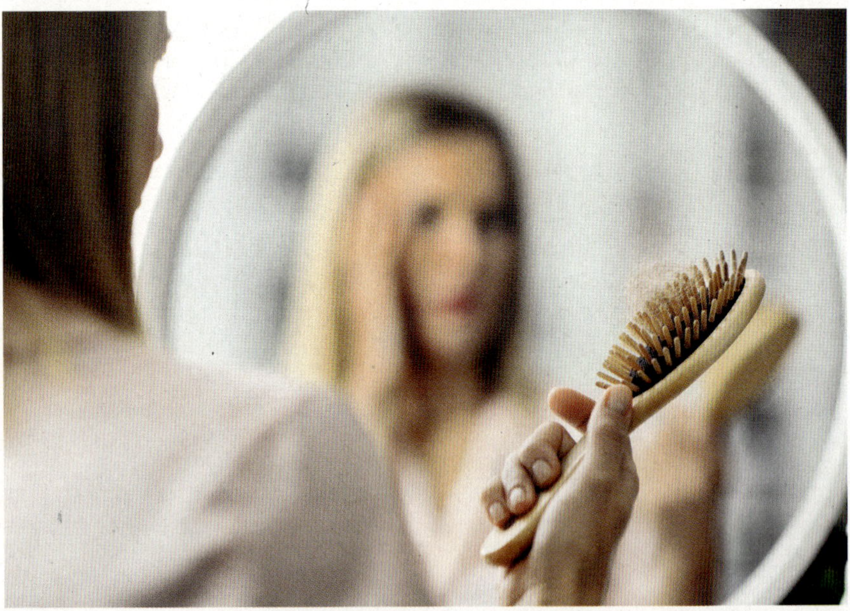

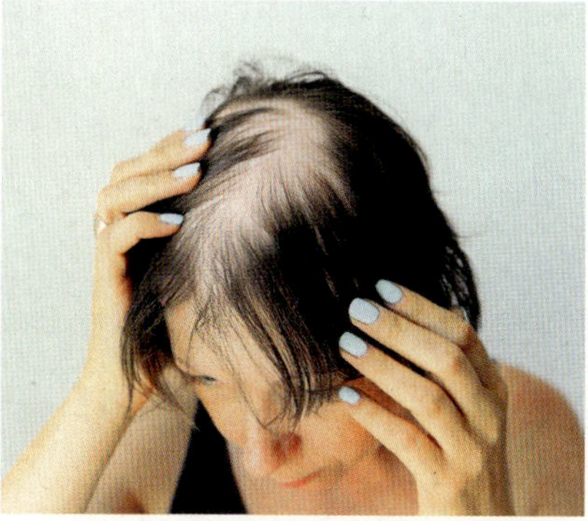

besorgniserregend viele Haare aus. Zum Glück normalisiert sich das Haarwachstum sowohl nach einer Geburt als auch in der Postmenopause wieder, wenn sich die Hormone eingependelt haben.

Haarverlust – hormonbedingt oder erblich?

Sind allerdings die Haarwurzeln einmal verkümmert, ist der Haarverlust irreversibel. Das trifft insbesondere bei **erblich bedingtem Haarausfall** zu. Bei dieser Form des Haarverlusts liegt eine Überempfindlichkeit der Haarwurzeln gegenüber dem aus Testosteron gebildeten Dihydrotestosteron (DHT) vor, welches die Rückbildung von Haarwurzeln begünstigt.

Wenn bereits deine Mutter oder Großmutter von erblich bedingtem Haarausfall in den Wechseljahren betroffen war, trifft es dich mit größerer Wahrscheinlichkeit ebenfalls.

Bei starkem Haarverlust oder kahlen Stellen ist es ratsam, sich ärztlich beraten zu lassen, denn es gibt auch andere Ursachen und Formen, wie etwa **den kreisrunden Haarausfall oder eine Schilddrüsenerkrankung** (S. 118). Eventuell ist es notwendig, einem irreversiblen Haarausfall mit Medikamenten zu begegnen.

Das kannst du für dein Haar tun

Wenn dein Haar in den Wechseljahren an Volumen verliert und sich deutlich mehr Haare als bisher auf dem Kopfkissen oder in der Haarbürste finden, kannst du auch selbst etwas unternehmen. Es lohnt sich, bereits bei beginnendem Haarverlust aktiv zu werden, da die Regeneration einige Monate in Anspruch nimmt.

Durch die **Ernährung** kannst du für alle wichtigen Nährstoffe und eine gesunde Darmflora sorgen – ein wichtiger Beitrag für gesundes und kräftiges Haar.

- **Iss proteinreich,** denn die darin enthaltenen Aminosäuren Lysin, Cystein und Methionin, sind grundlegende Bausteine für Keratin, aus dem das Haar aufgebaut ist.

- Auch **ungesättigte Fette** sind wichtig für die Gesunderhaltung der Haare, insbesondere Omega-3-, Omega-6- und Omega-9-Fettsäuren. Sie sorgen für verbessertes und kräftigeres Haarwachstum, eine verbesserte Haarstruktur und wirken Haarausfall entgegen. Die ungesättigten Fettsäuren sind in pflanzlichen Lebensmitteln wie Nüssen, Samen und kaltgepressten Ölen sowie in Seefisch enthalten.

- Achte besonders auf die Versorgung mit den **Vitaminen** A, B3 (Niacin), B7 (Biotin), B12 (Cobalamin) und C sowie den **Mineralien** Zink, Eisen, Kupfer, Selen, Silizium, Magnesium und Kalzium, um dein Haar optimal zu nähren. Eine gesunde und vielseitige Ernährung mit Vollkornprodukten, viel Gemüse und Obst sowie Käse, Eiern und Nüssen beugt Mangelerscheinungen vor.

- Wenn wichtige Nährstoffe fehlen, kann auch die **Darmflora** aus dem Gleichgewicht geraten und die Wachstumsphase einzelner Haarfollikel wird unterbrochen. Das Haar fällt aus und bis das nächste Haar wächst und zum Haarvolumen beiträgt, können viele Monate vergehen.

- Um Schwankungen des Östrogenspiegels abzuschwächen und damit der Ursache des Haarverlusts entgegenzutreten, kannst du **Phytoöstrogene** zu dir nehmen. Sie sind insbesondere in Sojaprodukten enthalten.

- Trinke außerdem ausreichend, um eine haarschädigende Dehydrierung zu vermeiden.

Auch die **Haarpflege** hat entscheidenden Einfluss auf die Fülle deiner Haare.

- Wasche deine Haare mit milden Produkten und am besten nur 1 bis 2 Mal pro Woche, um sie mit natürlichem Haarfett zu pflegen und vor dem Austrocknen zu schützen. Aggressives Färben und Bleichen ist Gift für die Haar-

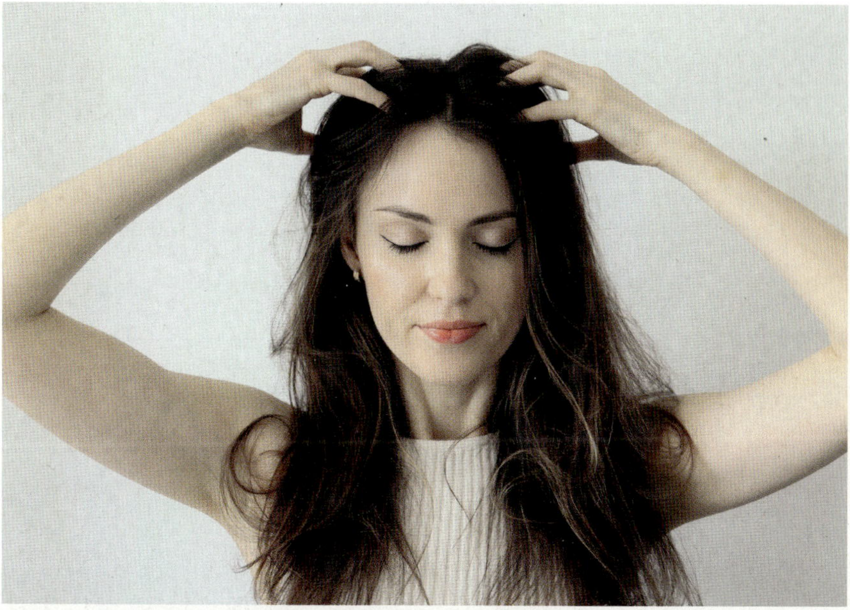

struktur und führt zu Haarbruch, der die Frisur zusätzlich dünner erscheinen lässt. Aus gleichem Grund solltest du Föhn, Glätteisen und Lockenstab nur sparsam einsetzen oder mit Kaltluft betreiben, denn die Hitze schädigt die Haarstruktur. An der Luft trocknet das Haar am schonendsten.

- Eine Extraportion Pflege kannst du deinem Haar mit einer Kopfmassage oder ausgiebigem Bürsten mit einer hochwertigen Bürste zukommen lassen.

Belastende Ereignisse können zu vermehrtem Haarausfall führen. Daher wirkt sich oft sogar schon die **Vermeidung von Stress** positiv auf die Haarfülle aus: Versuche in dieser Lebensphase, die dir vielleicht eh schon mehr als genug abfordert, stressige Umstände zu vermeiden, um dein Haar und dein Wohlbefinden zu erhalten. Bei unvermeidlichen Belastungen helfen Atemübungen wie zum Beispiel aus dem Pranayama-Yoga (siehe S. 91), gelassen zu bleiben.

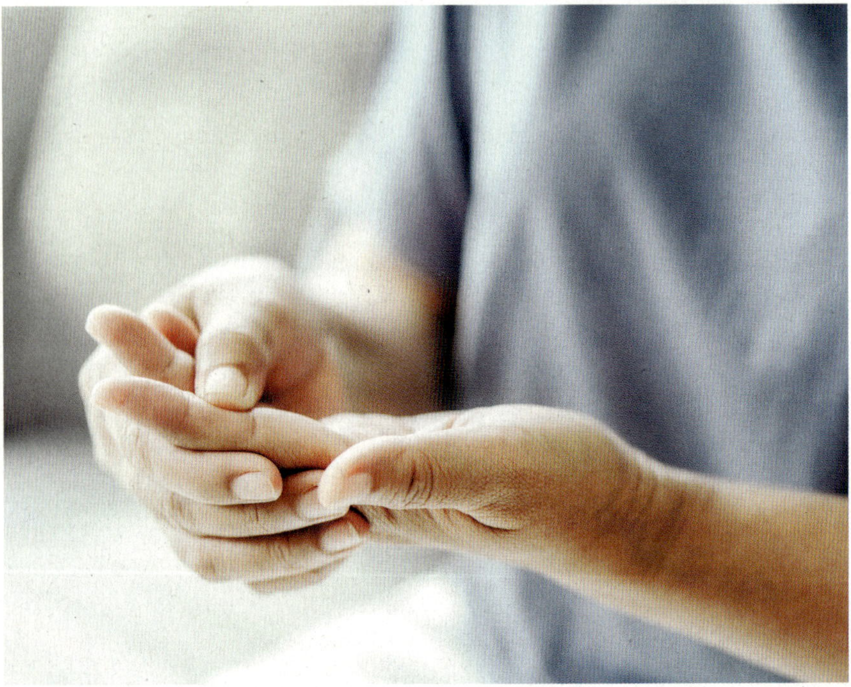

Gelenkschmerzen – wenn Bewegung schmerzt

Schmerzen in Schultern, Knien oder Fingergelenken werden meist mit Gelenkverschleiß oder entzündlichen Erkrankungen wie Arthritis und Rheuma in Verbindung gebracht. Sie können aber auch durch die Wechseljahre verursacht werden.

Bei wechseljahresbedingten Beschwerden fühlen sich die Gelenke vor allem nach dem Aufstehen am Morgen oder längerem Sitzen steif an und schmerzen. Durch Bewegung lassen die Beschwerden nach. Manchmal kommt es auch zu akuten Entzündungen, bei denen ein oder mehrere Gelenke heiß und geschwollen sein können.

Ursache der Gelenkbeschwerden

Wodurch die Gelenkschmerzen tatsächlich ausgelöst werden, lässt du am besten ärztlich feststellen. Wenn du jedoch bisher nie Probleme mit den Gelenken hattest und diese in den Wechseljahren zum ersten Mal aufgetreten sind, liegt es nahe, dass sie ein Symptom der Hormonumstellung sind.

Verursacher der Gelenkschmerzen in den Wechseljahren ist der sinkende Östrogenspiegel:

- Östrogen sorgt dafür, dass Gelenkhäute und Bindegewebe mit Wasser versorgt und gut durchblutet werden. Ein hormonell bedingter Flüssigkeitsmangel und eine **schlechtere Durchblutung** machen die Gelenke unbeweglicher und anfälliger für Entzündungen und die Abnutzung der Gelenkknorpel.

- Bestimmte Immunzellen benötigen Östrogen, um die Gelenke vor Entzündungen schützen zu können. Ein niedriger Östrogenspiegel kann **entzündliche Prozesse** begünstigen.

- Östrogen wirkt zudem schmerzlindernd, sodass das Schmerzempfinden bei einem Mangel allgemein stärker ausgeprägt ist.

Stress erhöht den Cortisolspiegel im Blut, der Entzündungen und damit Schmerzen in den Gelenken verstärken kann.

Wenn sich der Körper in der Postmenopause auf die niedrigeren Hormonwerte eingestellt hat, verschwinden oder bessern sich die Gelenkschmerzen oft wieder. Allerdings kann es dann sein, dass altersbedingte Gelenkbeschwerden auftreten. Ein Zustand wie vor den Wechseljahren ist somit nicht unbedingt zu erwarten.

Das hilft bei Schmerzen

Zur Linderung von Beschwerden können die betroffenen Gelenke unterschiedlich behandelt werden. Bei akuten Entzündungen empfiehlt es sich, das Gelenk vorübergehend zu schonen und **Kälte** anzuwenden. Schmerzen durch Verschleiß werden besser mit **Wärme** behandelt, die die Durchblutung fördert.

Bei schmerzenden Gelenken bringen **Massagen** Linderung und

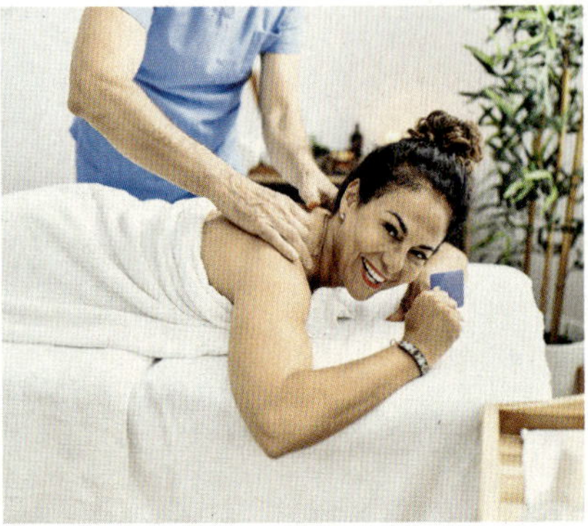

entspannen gleichzeitig die verkrampfte Muskulatur. Knie- und Fingergelenke kannst du auch selbst massieren. Als Massageöl wärmt **Rosmarinöl** und fördert die Durchblutung, um steife, schmerzende Gelenke beweglicher zu machen. **Pfefferminzöl** ist hingegen angenehm kühlend bei akuten Entzündungen. Ein Kühlpack, eingewickelt in ein Handtuch, wirkt abschwellend und lindert die Schmerzen.

Für die Behandlung anhaltender Rücken- und Knieschmerzen konnte

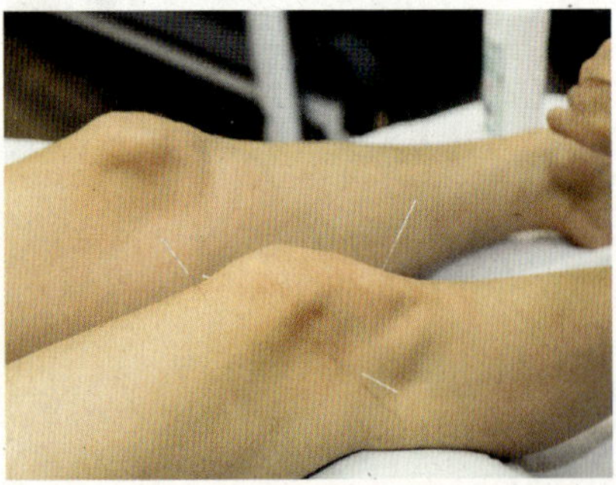

eine Verbesserung durch **Akupunktur** nachgewiesen werden. Zu dieser und weiteren Therapien lässt du dich am besten ärztlich beraten.

Die Gelenke schützen

Damit es möglichst gar nicht erst zu starken oder lang anhaltenden Schmerzen kommt, beugst du Gelenkproblemen am besten vor.

- **Gelenkfreundliche Bewegung:** Wer rastet, der rostet – das trifft ganz besonders auf unsere Gelenke zu. Daher lautet das Motto: Bewegen, bewegen, bewegen! Geeignet sind Sportarten wie Yoga, Radfahren, Nordic Walking und Schwimmen, die die Gelenke schonen. Mit Sportarten, die sich durch Springen oder schnelle Richtungsänderungen auszeichnen, tust du deinen Gelenken dagegen keinen großen Gefallen. Dazu zählen Kampfsport, Ballsportarten wie Fußball, Basketball oder Tennis und Skifahren.

- **Ernährung:** Um Entzündungen und Schmerzen vorzubeugen und die Beweglichkeit zu erhalten, sind antientzündliche Lebensmittel empfehlenswert. Dazu zählen Lebensmittel, die reichlich antioxidative Inhaltsstoffe aufweisen oder Omega-3-Fettsäuren enthalten. Anregungen für geeignete Lebensmittel findest du im Abschnitt zur Ernährung auf S. 122.

- **Pflanzliche Mittel:** Neben der hochwirksamen Kurkuma hat sich Hagebuttenpulver in mehreren Studien als hilfreich bei Arthrose in den Gelenken bewährt. Die gemahlenen Früchte besitzen entzündungshemmende und antioxidative Kräfte. Mit ihrem fruchtig-säuerlichen Geschmack sind sie eine leckere Ergänzung fürs morgendliche Müsli oder einen Smoothie.

- **Viel trinken:** Generell für die Gesundheit, aber auch speziell für die Gelenke empfiehlt es sich, ausreichend zu trinken, denn mit Flüssigkeit wird das Gelenk optimal „geschmiert". Ein abendliches Glas Bier oder Wein ist damit allerdings nicht gemeint, denn Alkohol kann Entzündungen im Körper begünstigen.

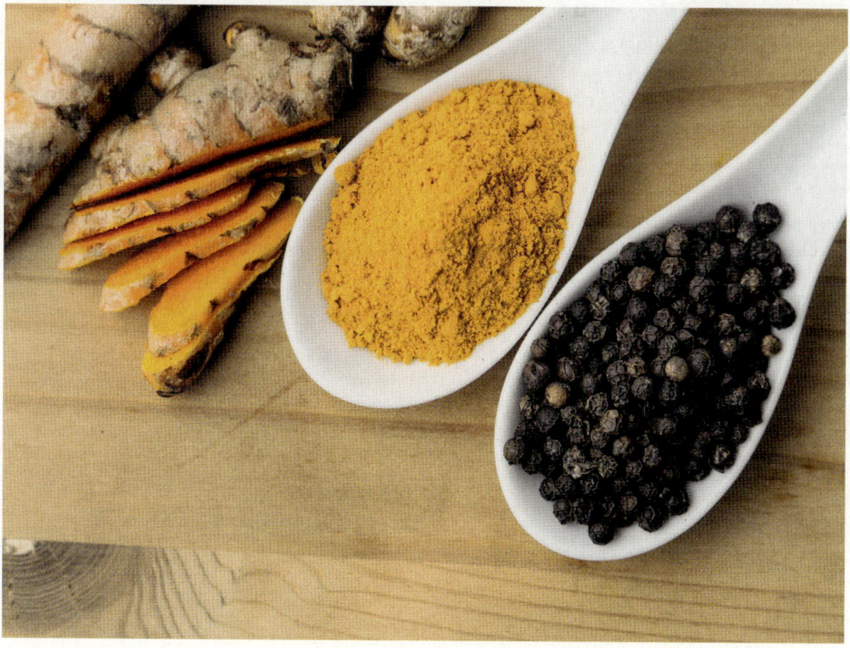

Muskelschmerzen – Muskelkater, nur ohne Training

Gelenkschmerzen (S. 98) und Schmerzen in den Muskeln hängen eng zusammen. Eine Kombination von beidem in der Zeit der Wechseljahre kann sehr belastend sein, da sie die Mobilität einschränken und das Gefühl auslösen, plötzlich um Jahre gealtert zu sein. Dabei handelt es sich bei den Muskelschmerzen meist um ein vorübergehendes Phänomen, das durch die hormonelle Umstellung verursacht wird.

Ursachen der Schmerzen

Ein Mangel an Östrogen sorgt dafür, dass das Muskelgewebe weniger gut durchblutet und mit Nährstoffen versorgt wird. Die Muskeln verlieren an Elastizität, außerdem werden Abbauprodukte, wie sie bei körperlicher Belastung entstehen, schlechter abtransportiert. Die Folge: Schmerzen wie bei einem starken Muskelkater.

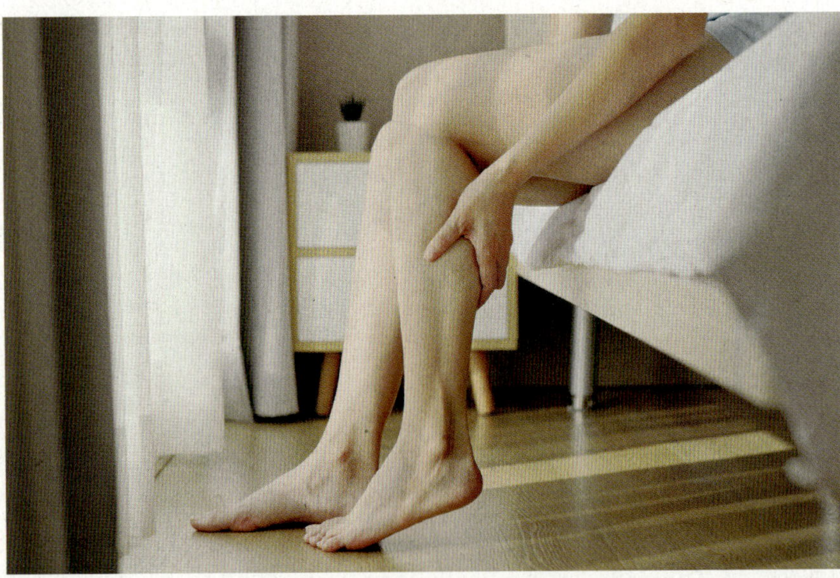

Zusätzlich führen Schmerzen in den Gelenken zu Verspannungen der Muskulatur.

Zu allem Übel wird durch den sinkenden Östrogenspiegel die Schmerzempfindlichkeit verstärkt.

Bei ausgeprägten Muskelschmerzen ohne erkennbare Ursache ist es ratsam, ärztlich abklären zu lassen, ob nicht eine Erkrankung wie etwa Rheuma oder eine Fibromyalgie dahintersteckt.

Schmerzen lindern und vorbeugen

Zur Entspannung und besseren Durchblutung im Nacken-, Rücken- und Schulterbereich sind **Massagen** das Mittel der Wahl. Um den Effekt noch zu steigern, kann als Massageöl schmerzlinderndes Arnikaöl verwendet werden. Für einen durchblutungsfördernden und entkrampfenden Effekt können einem neutralen Massageöl ätherische Öle wie beispielsweise Eukalyptus, Rosmarin oder Wacholder zugegeben werden.

Einreibungen mit Arnika wirken auch ohne Massage schmerzlindernd, abschwellend und angenehm kühlend. Arnikaprodukte auf alkoholischer oder Öl-Basis sind in Drogerien oder Apotheken erhältlich.

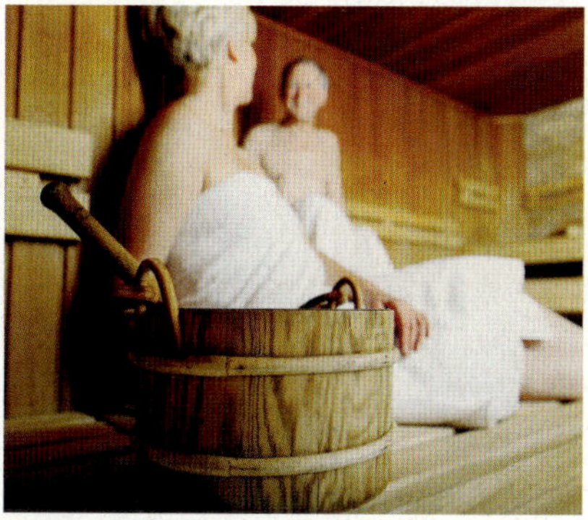

Auch **Wärme** kann bei Muskelschmerzen angenehm und entspannend sein. Ein Kirschkern- oder Körnerkissen wärmt und fördert die Durchblutung ganz gezielt. Ein Saunabesuch ist Erholung pur für alle Muskeln.

Eine **Akupressurmatte,** auch als Akupunkturmatte oder Shaktimatte bekannt, fördert durch ihre vielen kleinen Spitzen ebenfalls die Durchblutung. Es bedarf ein wenig Übung und Gewöhnung, bis die kleinen Nadelstiche als wohltuend empfunden werden. Dann jedoch zeigen sie ihre nachgewiesene Wirkung zur Muskelentspannung und Schmerzlinderung. Manche Nutzerinnen schwören auch auf den Erholungseffekt.

Bewegung hält den gesamten Bewegungsapparat geschmeidig und

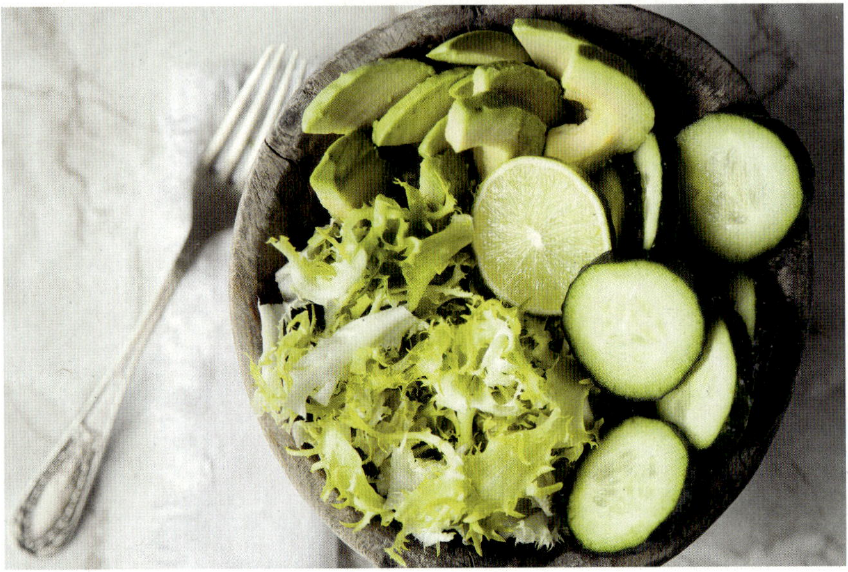

stärkt die Muskelkraft. Dabei sind für den Einstieg sanfte Ausdauersportarten wie beispielsweise Radfahren, Schwimmen, Wandern oder Tanzen am besten geeignet, um zusätzliche Schmerzen durch einen Muskelkater zu vermeiden.

Eine **basenreiche Ernährung** kann helfen, Schmerzen durch eine Übersäuerung der Muskulatur zu verhindern. Basische Lebensmittel sind zum Beispiel Obst, Gemüse, Kartoffeln und Salate, die am besten in Hülle und Fülle verzehrt werden. Fleisch, Milchprodukte, Eier, Getreideprodukte und Hülsenfrüchte sind dagegen säurebildend und bei Muskelschmerzen nur in Maßen zu empfehlen.

Mach dich stark gegen Muskelschwäche

Was in der Zeit der Wechseljahre ebenfalls zunimmt, sind leider nicht die Muskeln, sondern deren Abbau. Das hat zwar nicht direkt mit der Hormonumstellung zu tun, sorgt aber dafür, dass zum Beispiel Gelenkschmerzen stärker zutage treten. Am besten bindest du regelmäßigen Kraftsport in deinen Alltag ein, um den schwindenden Kräften entgegenzutreten.

Wassereinlagerungen – jetzt kommt's dicke

Gerade zu Beginn der Wechseljahre kann es zu Wassereinlagerungen kommen, vor allem zu geschwollenen Beinen und Füßen, aber auch dicken Fingern, einem aufgedunsenen Bauch sowie Brustspannen (siehe auch S. 76). Bei diesem, medizinisch Ödem genannten Zustand wird Wasser aus den Blutgefäßen in das benachbarte Gewebe gedrückt, sodass es anschwillt. Was manche Frauen schon aus der Zeit vor der Periode kennen, wird jetzt vielleicht zum Dauerzustand, der sich sogar auf der Waage auswirkt.

Dauerhaft schwere Beine?

Schuld ist wie bei vielen Wechseljahresbeschwerden das Östrogen. Bei jungen Frauen ist ein Ungleichgewicht der Hormone in der zweiten Zyklushälfte verantwortlich für das Gefühl, aufgebläht wie ein Ballon zu sein. Mit Beginn der Periode nehmen die Hormonspiegel stark ab und damit auch die Wassereinlagerungen. In der Prä- und Perimenopause ist der Östrogenspiegel nur im Vergleich zum bereits abgesunkenen Progesteronspiegel hoch, hat jedoch ähnliche Auswirkungen. Allerdings passt sich der Östrogenspiegel nicht nach ein paar Tagen, sondern im schlimmsten Fall erst nach Jahren an den niedrigen Progesteronspiegel an.

Wasser marsch – Ödeme bekämpfen

Zuallererst empfiehlt es sich, andere Erkrankungen wie eine Schilddrüsenunterfunktion

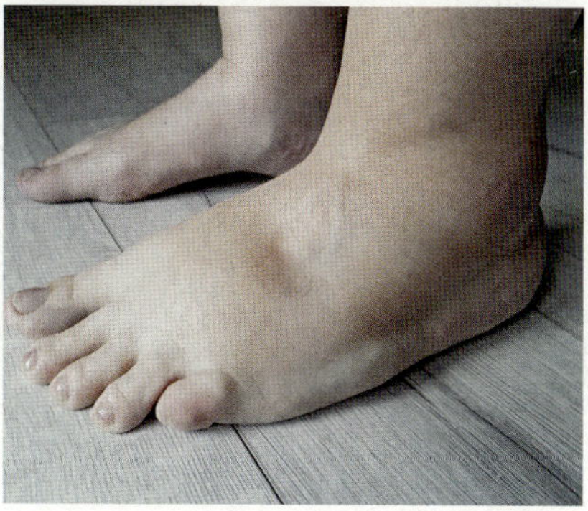

(S. 118) oder eine Herzschwäche ärztlich ausschließen zu lassen.

Wer akut unter starken Symptomen und Schmerzen leidet, sollte **langes Stehen und Sitzen vermeiden.** Lieber viel bewegen und zwischendurch die Füße hochlegen – im wahrsten Sinne des Wortes. Dauerhaft angeschwollene Beine können nämlich zu Schäden im Gewebe führen.

Egal, ob du starke Beschwerden oder nur eine leichte Beeinträchtigung hast: Gegen Wassereinlagerungen kannst du selber aktiv werden, um die Symptome zu lindern oder sie ganz loszuwerden. Aufgedunsen und unbeweglich muss sich niemand fühlen.

- Was zunächst widersprüchlich klingt: Viel zu trinken, kurbelt die Flüssigkeitsausscheidung an. Dafür am besten **täglich 2 bis 3 Liter trinken** – allerdings keinen Kaffee oder Alkohol, sondern Wasser, Kräuter- und Früchtetee oder Saftschorle. Die Flüssigkeitsausscheidung kann durch pflanzliche Mittel verstärkt werden,

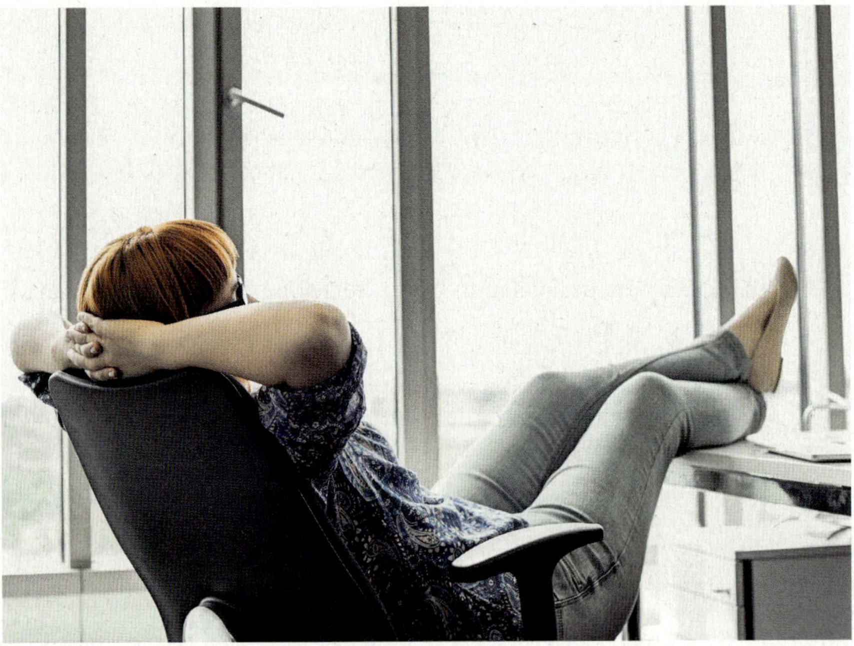

die eine entwässernde Wirkung besitzen. Geeignet sind zum Beispiel Tees aus Brennnesseln, Birkenblättern, Löwenzahn oder Schachtelhalm (Zinnkraut).

- Salz bindet Wasser im Körper. Daher hilft eine **salzarme Ernährung,** die Wassereinlagerungen abzubauen. Insbesondere Fertiggerichte und verarbeitete Lebensmittel wie etwa Wurst und Käse enthalten viel Kochsalz. Salzarm sind zum Beispiel frisches Obst, Gemüse und Salate sowie Hülsenfrüchte und Getreide. Schmeckt das Essen zu fad, verbessern statt Salz Kräuter und Gewürze den Geschmack.

- **Magnesium und Kalium** helfen, Wasser auszuleiten und Ödeme somit zu verringern. Viel Magnesium lässt sich zum Beispiel mit Sonnenblumen- und Kürbiskernen, Nüssen, Vollkornprodukten, Haferflocken und Weizenkleie aufnehmen. Kalium ist unter anderem in Sojabohnen, Trockenobst, Pistazien, Datteln, Kohl, Kartoffeln und Bananen enthalten.

- Ein Mangel an **Vitamin B6 (Pyridoxin)** kann Ödeme verursachen oder verstärken. Eine gute Versorgung mit dem Vitamin fördert dagegen den Abtransport überschüssigen Wassers. Vitamin B6 findet sich zwar in fast allen Lebensmitteln, aber um besonders viel davon aufzunehmen, sind Kohl, Sojabohnen und andere Hülsenfrüchte, Salat, Bananen, Kartoffeln und Weizenkeimöl besonders gut geeignet.

- Auch wenn angeschwollene Beine nicht gerade zur **Bewegung** animieren, ist sie gerade dann besonders hilfreich. Aufstehen, Herumlaufen und leichte sportliche Betätigung wie Wandern, Radfahren oder Trampolinspringen bringen die Muskelpumpe und den Lymphfluss in Fahrt und machen Beine und Bauch wieder schlank.

- Eine weitere Möglichkeit, die Lymphflüssigkeit zu aktivieren und die Durchblutung anzuregen, ist **Trockenbürsten.** Dabei wird mit einer nicht zu harten trockenen Bürste oder einem rauen Waschlappen die Haut des ganzen Körpers in langen Strichen

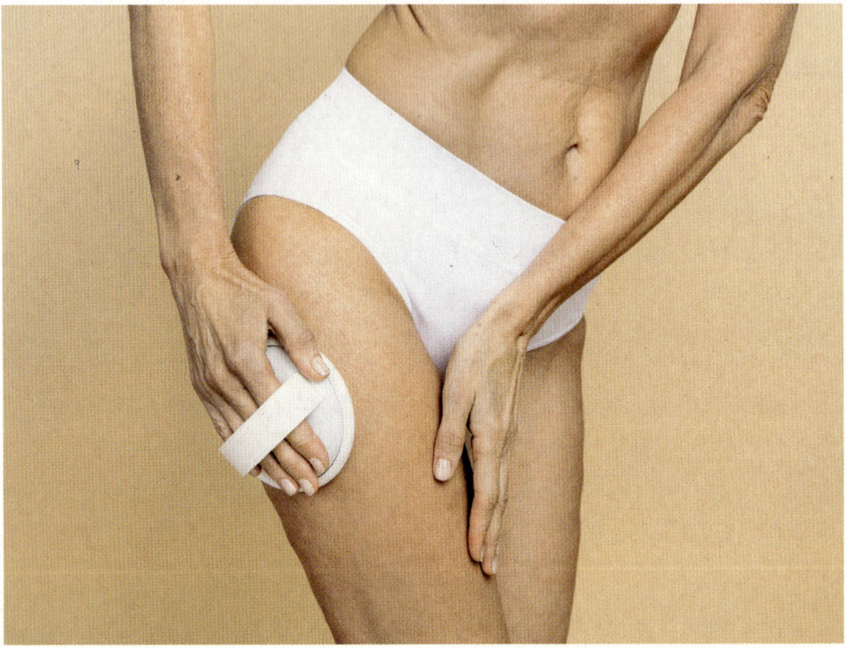

Richtung Herz abgerieben. Fang dabei an den Füßen und Beinen an, dann folgen Po und Arme, zum Schluss sind Brust und Rücken dran. Für diesen und weitere Hautpflegetipps siehe auch auf S. 81.

- Auch **Wechselduschen** bringen die Lymphflüssigkeit und das Blut in Wallungen. Starte dafür mit warmem Wasser, dann wechsle zu kaltem Wasser, mit dem du zuerst das rechte Bein, dann das linke Bein, dann den rechten und linken Arm abduschst, bevor Brust und Rücken folgen. Wechsle anschließend wieder zu warmem Wasser, bis du dich etwas erwärmt hast. Wiederhole diesen Vorgang mehrere Male und schließe mit einem kalten Guss ab. Danach fühlst du dich bestimmt 10 Jährchen jünger!

- Eine spezielle **Lymphdrainage** kann vom Arzt verschrieben werden und bringt die Lymphflüssigkeit noch gezielter in Bewegung.

Verdauungsprobleme – was tun bei Darmalarm?

Auch wenn früher die Verdauung regelmäßig und problemlos geklappt hat, kann es in den Wechseljahren auf einmal zu Blähungen, Bauchkrämpfen, Verstopfung und Durchfall kommen. Das lässt sich zum Teil auf Nahrungsmittel zurückführen, die nicht mehr vertragen werden. Aber auch die **Darmaktivität** und äußere Bedingungen verändern sich.

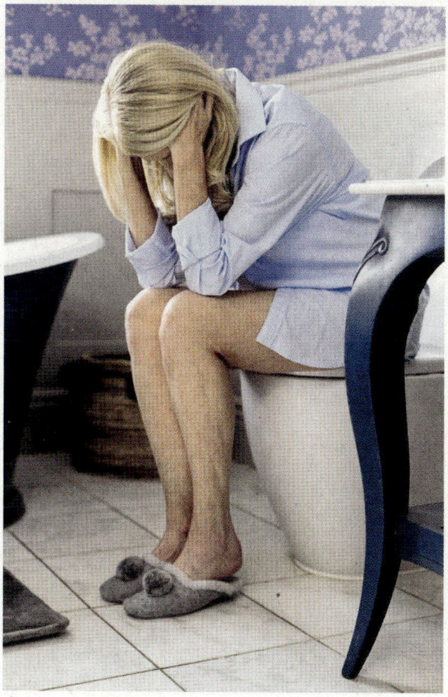

Warum es im Bauch rumort

Unverträglichkeiten und Verdauungsbeschwerden werden durch unterschiedliche Veränderungen bedingt, die nur teilweise mit den Wechseljahren zu tun haben.

Eine direkte hormonelle Ursache liegt im sinkenden Östrogenspiegel. Er sorgt zum einen dafür, dass Cortisol, ein Stresshormon, nicht mehr so gut abgebaut wird, sodass der **Körper unter Dauerstress** stehen kann. In der Entwicklung des Menschen bedeutete Stress oft Lebensgefahr, sodass die Verdauung vorübergehend eingestellt wurde, um mehr Energie für Kampf oder Flucht zu haben. Steht der Darmtrakt jedoch still, kann der Darminhalt gären oder faulen und so Blähungen hervorrufen.

Östrogene veranlassen außerdem die Bildung von Prostaglandinen – körpereigenen Substanzen, die unter anderem das Zusammenziehen der

Darmmuskulatur auslösen. Progesteron wirkt gegenläufig und beruhigt die Muskulatur. Die in der Prä- und Perimenopause vorübergehende Östrogendominanz kann also zu starken Darmbewegungen führen und damit Durchfälle auslösen. Sinkt dann auch der Östrogenspiegel, kann es zu **Darmträgheit und Verstopfungen** kommen.

Wenn die Hormone zwischenzeitlich verrücktspielen, können sich Durchfälle, Verstopfung und Blähungen unberechenbar abwechseln, sodass frau mit der Wärmflasche auf dem Sofa oder auf der Toilette sitzt.

Durch den sinkenden Östrogenspiegel und das fortschreitende Alter verändert sich außerdem das **Mikrobiom** im Darm, das schon in den frühen Wechseljahren zu einer gestörten Verdauung und Darmträgheit führen kann.

Viele Frauen ändern ihre **Essgewohnheiten,** um anderen Wechseljahres- oder Alterserscheinungen entgegenzutreten. Vielleicht isst du mehr proteinreiche Hülsenfrüchte als früher, um den Muskelabbau aufzuhalten, und ernährst dich ballaststoffreicher, um nicht zuzunehmen? Das kann die Verdauung zumindest

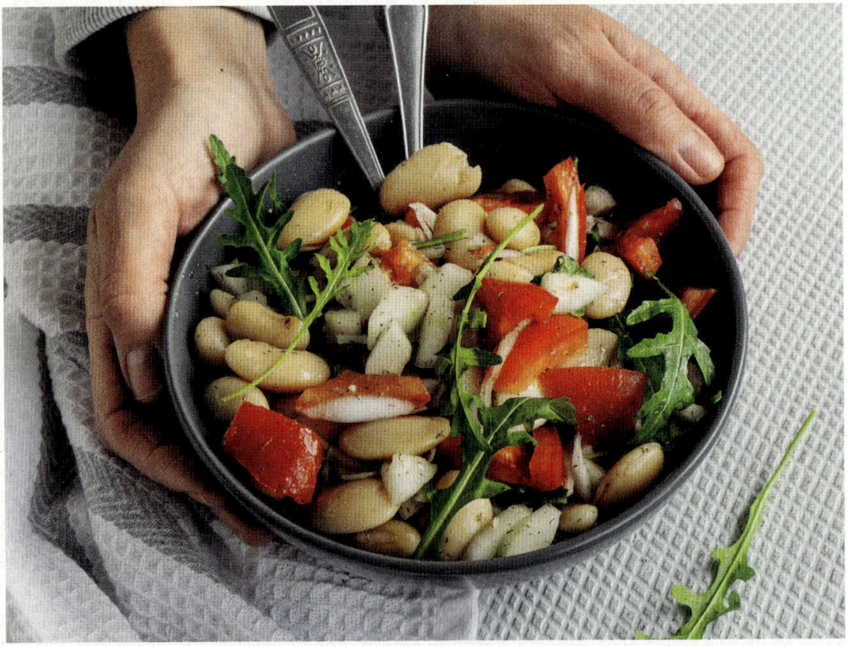

vorübergehend durcheinanderbringen.

Auch Wassereinlagerungen durch die Östrogendominanz können in den frühen Wechseljahren einen **Blähbauch** verstärken.

Bei all diesen ungünstiger werdenden Bedingungen ist es kein Wunder, dass du auf einmal empfindlicher auf bestimmte Lebensmittel reagierst. Das trifft insbesondere auf Gluten (Getreide), Laktose (Milchprodukte) und Fructose (Fruchtzucker aus Obst und Gemüse) zu.

Eine **Histaminintoleranz** ist ebenfalls möglich. Histamine sind vor allem in gereiften oder gegärten Produkten enthalten. Dazu zählen zum Beispiel Fertigprodukte, alkoholische Getränke, gereifter Käse, Salami, Sauerkraut, Tee und Kakao, aber auch Fisch und Meeresfrüchte sowie Nüsse und Tomaten.

Die Symptome einer Histaminose ähneln denen typischer Wechseljahresbeschwerden mit Erröten, Schwitzen, Herzrasen und Verdauungsbeschwerden, sodass die Ursache oft nicht erkannt wird. In schweren Fällen treten auch Nesselsucht, Kreislaufprobleme und sogar Atemnot auf.

Besteht der Verdacht auf eine schwere Nahrungsmittelunverträglichkeit oder -allergie ist es empfehlenswert, ärztlich abklären zu lassen, welche Lebensmittel die Auslöser sind.

Vertragen wir uns wieder?

Bei moderaten Verdauungsbeschwerden ist es sinnvoll, auszuprobieren, welche Lebensmittel Probleme bereiten und welche deine Freunde sind:

- **Lass verdächtige Lebensmittel vorübergehend weg** und beobachte, ob sich dein Wohlbefinden verbessert. Wenn du Hülsenfrüchte erst seit kurzer Zeit verstärkt isst, kann der Spuk auch nach einigen Wochen vorbei sein, weil sich dein Körper an die blähenden Inhaltsstoffe gewöhnt hat.

- **Präbiotika und Probiotika** helfen, die Darmflora auf Trab zu bringen.

  Probiotika sind Lebensmittel, die besonders viele verdauungsfreundliche Mikroorganismen enthalten. Das sind zum Beispiel fermentierte Lebensmittel wie

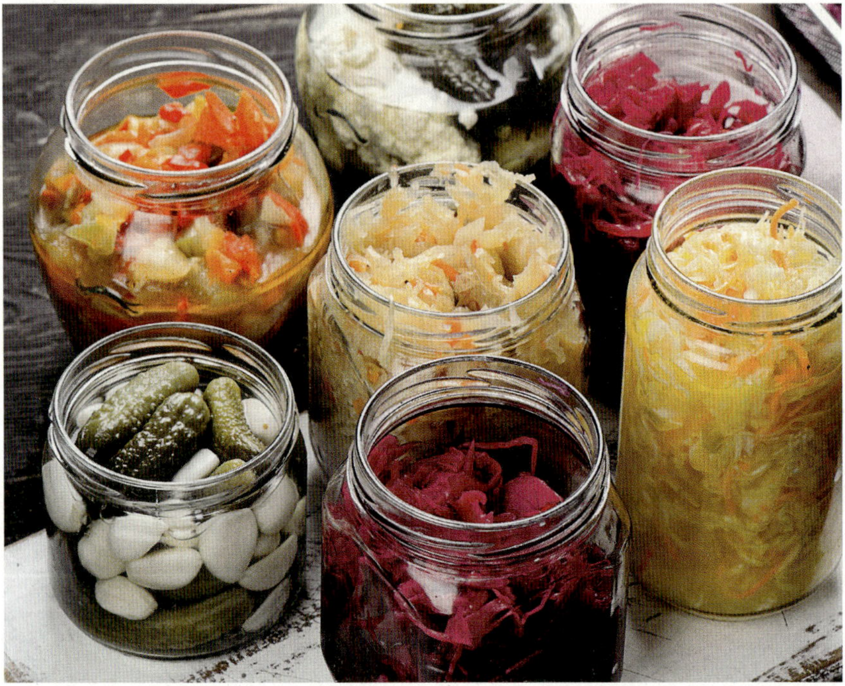

Joghurt, Apfelessig, Kombucha, Miso, Tempeh, rohes Sauerkraut, Salzgurken und anderes fermentiertes Gemüse. Falls du unter einer Histaminintoleranz leidest, solltest du Probiotika jedoch mit Vorsicht genießen und bei Beschwerden lieber weglassen.

Präbiotika enthalten keine Mikroorganismen, sondern Bestandteile wie Inulin oder Oligofructose, die das Wachstum der Mikroorganismen im Darm fördern. Sie sind in vielen Obst- und Gemüsesorten wie Äpfeln, Birnen und Bananen sowie Zwiebeln, Spargel, Süßkartoffeln, Artischocken, Chicorée und Topinambur enthalten. Auch Soja ist reich an Präbiotika.

Prä- und Probiotika gehören zu einer Ernährung, die nicht nur in den Wechseljahren hilfreich sind, sondern generell die Gesundheit fördern. Mehr dazu findest ab S. 122.

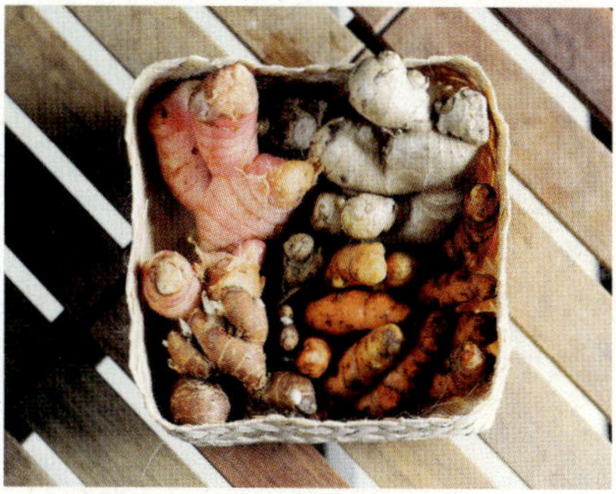

- Viele **Kräuter und Gewürze** wirken sich positiv auf die Verdauung aus. Ingwer, Kurkuma und Galgant, die alle zu den Ingwergewächsen gehören, sorgen für Erleichterung in Magen und Darm. Würze dein Essen damit großzügig, wann immer es passt.

  Nicht umsonst wird Hülsenfrüchten beim Kochen oft ein Lorbeerblatt zugegeben, denn es wirkt entblähend. Kümmel, Fenchel und Anis enthalten ebenfalls entblähende und krampflösende Inhaltsstoffe und können als Gewürze oder in Form von Tee genutzt werden.

  Ein Pfefferminztee nach dem Essen regt den Gallenfluss an und entspannt den gefüllten Bauch. Weitere Gewürze, die sich günstig auf den Magen-Darm-Trakt auswirken, sind zum Beispiel Bockshornklee, Zimt, Kardamom, Wacholder, Oregano, Salbei, Thymian und Nelke.

- Allgemein hilfreich ist es, **kleine Mahlzeiten** zu essen, um Magen und Darm nicht zu überlasten, und ausgiebig zu kauen, da die Verdauung bereits im Mund beginnt und Stücke darmfreundlich zerkleinert werden.

- **2 bis 3 Liter Wasser am Tag** zu trinken, kann die Verdauung günstig beeinflussen, denn Wasser verhindert nicht nur Verstopfung, sondern reduziert außerdem Blähungen.

Verdauungsschnäpse führen aufgrund der entspannenden Wirkung des Alkohols zwar zu kurzfristiger Erleichterung, erschweren jedoch die weitere Verdauung, sodass die Probleme nur verschoben werden.

Unverträglichkeiten zeigen sich nicht nur durch eine gestörte Verdauung, sondern auch mit Rötungen, Schuppen oder Juckreiz auf der Haut, die in den Wechseljahren meist trockener und empfindlicher wird. Informationen dazu findest du auf S. 78.

Osteoporose – Marmor, Stein und Knochen bricht

Osteoporose ist eine typische Alterserkrankung. Allerdings hat sie auch mit den Wechseljahren zu tun, denn der Östrogenmangel fördert den Abbau der Knochenmasse zusätzlich. Daher schreitet der Knochenabbau, der schon im jungen Erwachsenenalter (Anfang bis Mitte 30) beginnt und auch Männer betrifft, bei Frauen ab den Wechseljahren besonders schnell voran – in ungünstigen Fällen bis zu 5 Prozent Verlust an Knochenmasse pro Jahr.

Ursachen für den Knochenschwund

Knochen ist ein lebendiges Gewebe und erneuert sich permanent durch Auf- und Abbau. Ab etwa 30 Jahren wird mehr Knochenmasse abgebaut als aufgebaut, sodass die Knochen-

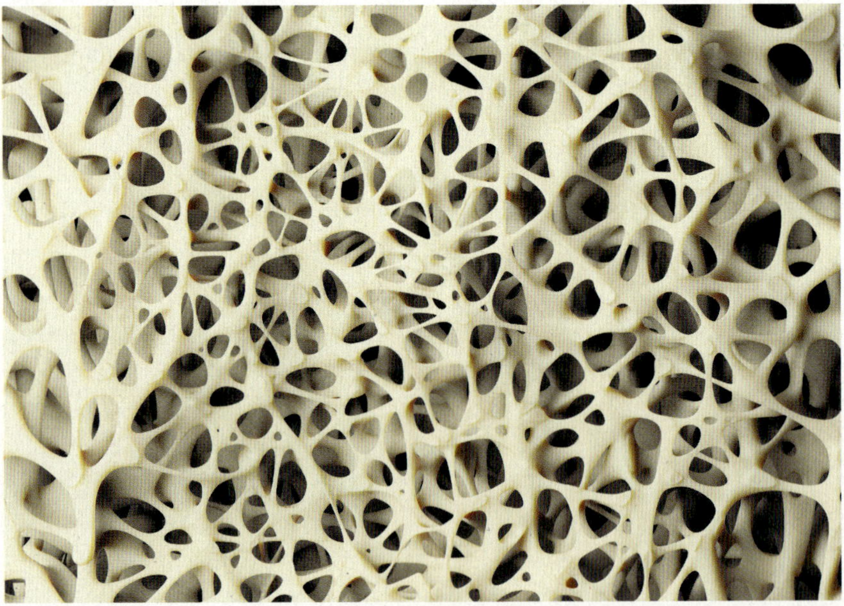

dichte abnimmt – allerdings sehr langsam. Bei einer Osteoporose findet dagegen ein beschleunigter Knochenabbau statt, bei dem die schwammartige Struktur der Knochen immer gröber und löchriger wird, bis Knochen selbst bei geringer Belastung brechen.

Da Östrogen den Knochenaufbau fördert und den Abbau hemmt, ist der sinkende Östrogenspiegel, der im Laufe der Wechseljahre eintritt, vor allem ab der Postmenopause ein Problem.

Zusätzliche Risikofaktoren für eine Osteoporose sind Bewegungsmangel, Rauchen, Alkoholkonsum, Kalzium- und Vitamin-D-Mangel, Medikamente und Untergewicht. Du hast also trotz eines niedrigen Östrogenspiegels einige Hebel, die du für deine Knochengesundheit in Bewegung setzen kannst.

Knochenjob – das kannst du gegen Osteoporose tun

Da die Knochenmasse durch Belastung zum verstärkten Aufbau angeregt wird, ist **sportliche Betätigung** empfehlenswert. Dabei sind vor allem Sportarten förderlich, die die Knochen durch das eigene Körper-

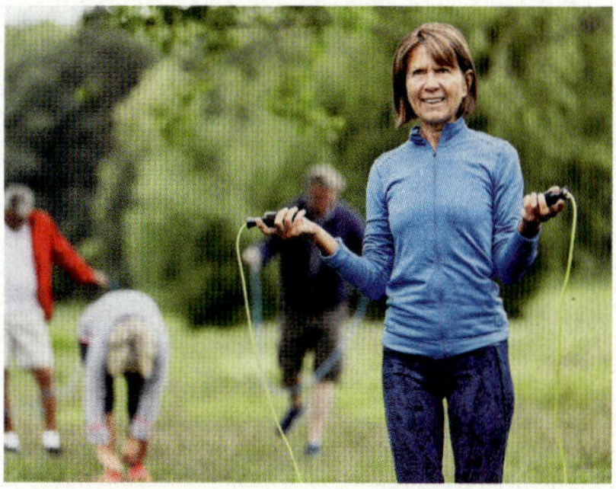

gewicht und leichte Erschütterungen fordern, wie etwa Joggen, Seilspringen, Trampolinspringen und Ballsport. Falls du bereits Enkel hast, ist also gemeinsames Herumtoben die beste Osteoporose-Vorsorge. Für weniger Sportliche sind auch Wandern und Treppensteigen hilfreich. Schwimmen und Radfahren eignen sich im Kampf gegen Osteoporose hingegen nur indirekt, da sie nur für eine geringe Belastung sorgen. Sie steigern jedoch, ebenso wie Krafttraining, die Muskelkraft, die wiederum für mehr Zug an den Knochen sorgt.

Durch eine **protein- und mineralstoffreiche Ernährung** lässt sich der Knochenabbau zwar nicht ganz verhindern, aber doch entscheidend verzögern.

Wichtig ist eine gute Versorgung mit Kalzium. Um den erhöhten Bedarf zu decken, der notwendig ist, um der Osteoporose entgegenzuwirken, sind etwa 1.200 bis 1.500 Milligramm Kalzium täglich notwendig. Dafür eignen sich Milchprodukte sowie Gemüse wie Brokkoli, Fenchel, Grünkohl und Lauch. Zusätzlich trinkst du am besten täglich kalziumreiches Mineralwasser mit mehr als 150 Milligramm Kalzium pro Liter. Für eine optimale Versorgung empfiehlt es sich, die **kalziumreichen Lebensmittel** gleichmäßig über den Tag zu verteilen.

Iss möglichst salzarm, da durch eine hohe Kochsalzaufnahme die Ausscheidung von Kalzium über die Nieren begünstigt wird.

Zudem gilt es, die gleichzeitige Aufnahme von **Oxalsäure** gering zu halten, da sie sich mit dem Kalzium verbindet und so eine Aufnahme des Minerals im Darm verhindert. Rhabarber, Spinat, Mangold und Rote Bete enthalten ungünstig hohe Mengen an Oxalsäure.

Alkohol und Rauchen wirken sich ebenfalls negativ auf die Kalziumaufnahme aus.

Proteine dienen sowohl dem Knochen- als auch dem Muskelaufbau. Stammen sie aus pflanzlichen Quellen oder Milchprodukten fördern sie außerdem die Aufnahme von Kalzium. Proteine aus Fleisch und Wurst

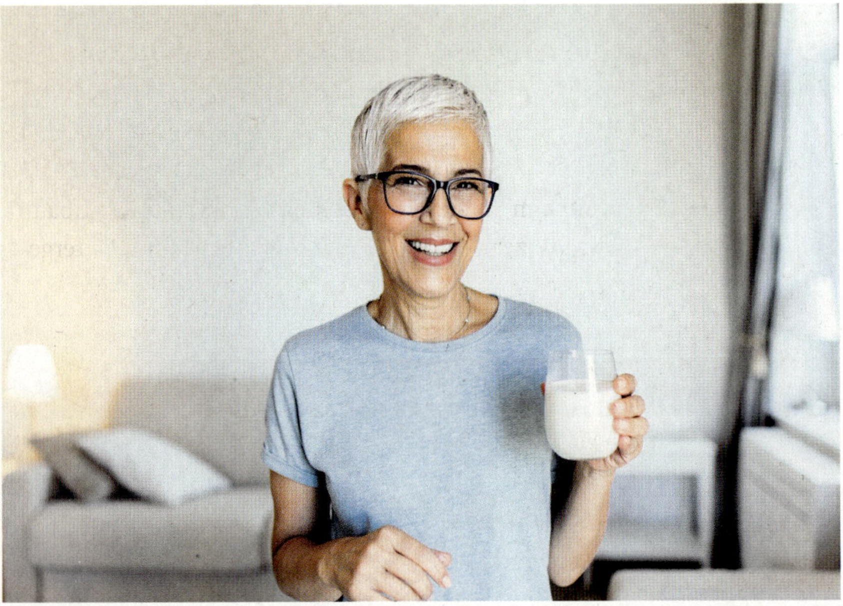

erhöhen dagegen die Kalziumausscheidung und scheinen sich ungünstig auf die Knochenstabilität auszuwirken. Daher sind vorwiegend vegetarische Proteine empfehlenswert, zum Beispiel Hülsenfrüchte, Käse, Nüsse, Mandeln und in Maßen auch Fisch, Geflügel und anderes Fleisch. Bei Sojaprodukten empfiehlt es sich, mit Kalzium angereicherte Varianten zu wählen.

Vitamin D, das der Körper bei ausreichendem Aufenthalt in der Sonne selber bilden kann, fördert ebenfalls die Versorgung mit Kalzium. Bei zu geringer Sonneneinstrahlung im Winter lässt sich der Bedarf an Vitamin D zum Beispiel über Avocados, Champignons und Pfifferlinge, Süßkartoffeln und Datteln sowie fetten Seefisch wie Hering, Lachs, Heilbutt, Sardine und Thunfisch decken.

Um Vitamin D in seine vom Körper verwertbare Form zu zerlegen, ist außerdem ausreichend Magnesium notwendig, das in Nüssen, Kernen, Weizenkleie, dunkler Schokolade, Vollkornprodukten und Haferflocken enthalten ist.

Vitamin K fördert die Knochenfestigkeit. Gute Lieferanten für Vitamin K sind grünes Gemüse wie Spinat, Brokkoli und Grünkohl sowie Obst, Milch, Eier und Getreide.

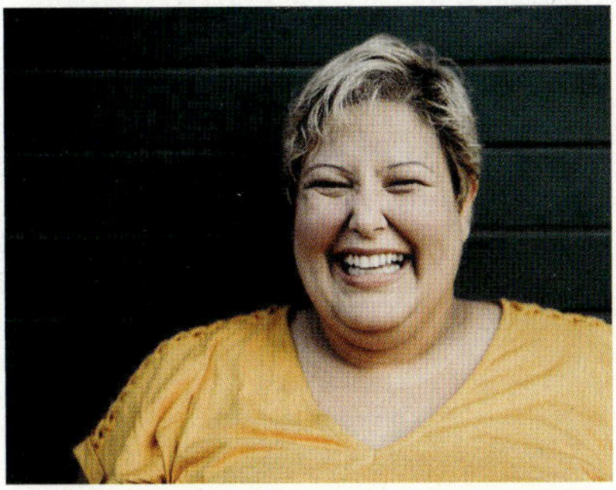

Lebensmittel, die **Phytoöstrogene** enthalten, wie alle Sojaprodukte, können die Wirkung von Östrogen teilweise ersetzen und verbessern ebenfalls den Knochenaufbau. Lies dafür auf S. 123 im Ernährungskapitel nach.

Auch das **Körpergewicht** wirkt sich auf die Entstehung von Osteoporose aus. Ausnahmsweise ist hier ein leichtes Übergewicht sogar von Vorteil, da es die Knochen stärker belastet und dadurch zum Aufbau von Knochenmasse führt. Untergewicht gilt dagegen als Risikofaktor.

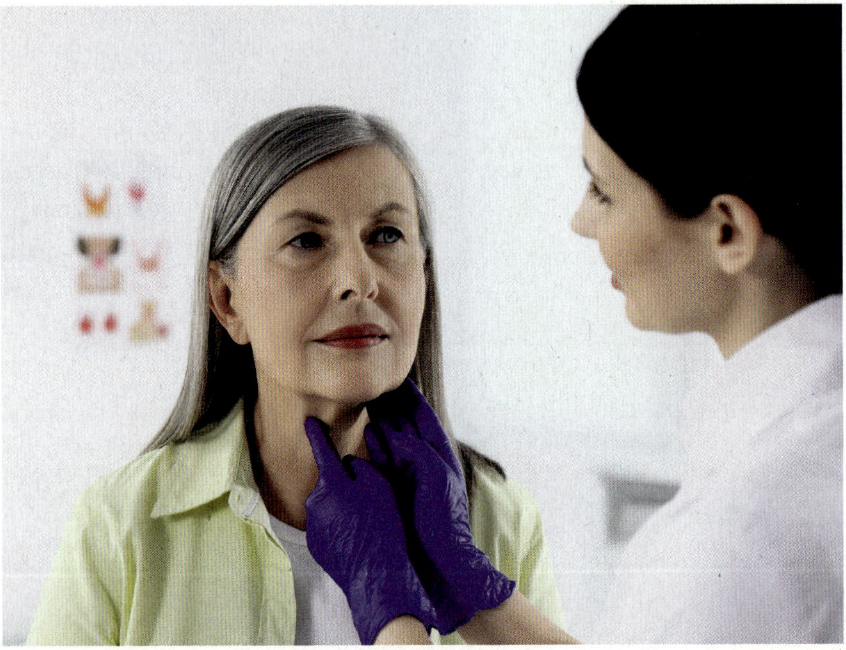

Schilddrüsenprobleme und Wechseljahre – zum Verwechseln ähnlich

Zwar dreht sich in den Wechseljahren fast alles um die Sexualhormone Östrogen und Progesteron beziehungsweise deren Abwesenheit. Es gibt aber auch noch andere Hormone, die in den Wechseljahren durcheinanderkommen können.

Insbesondere die Schilddrüse macht in dieser Zeit öfter Probleme, indem sie zu viel oder zu wenig der Hormone Thyroxin und Trijodthyronin produziert.

Die Symptome einer Schilddrüsenüber- oder -unterfunktion ähneln den Problemen, die durch die zuerst schwankenden und dann absinkenden Östrogen- und Progesteronspiegel entstehen und können daher leicht verwechselt werden.

Überfunktion oder Unterfunktion

Eine **Schilddrüsenunterfunktion** äußert sich durch Symptome wie Gewichtszunahme, Frieren, Antriebslosigkeit, spröde und brüchige Haare und Gedächtnisstörungen. Eine **Schilddrüsenüberfunktion** hat zum Beispiel Schwitzen, Herzbeschwerden, innere Unruhe, Schlafstörungen, Haarausfall und Stimmungsschwankungen zur Folge.

Durch die Autoimmunerkrankung **Hashimoto-Thyreoiditis,** kurz Hashimoto genannt, tritt durch entzündliche Prozesse zunächst eine Überfunktion, später durch die Zerstörung des Schilddrüsengewebes eine Unterfunktion auf. Die Krankheit tritt häufig zeitgleich mit Hormonumstellungen, also zum Beispiel in den Wechseljahren, auf.

Bei der **Basedow-Krankheit** oder Morbus Basedow handelt es sich um eine durch das Immunsystem ausgelöste Schilddrüsenüberfunktion. Der Organismus bildet Antikörper gegen Teile der Schilddrüse, die sich mit einer vermehrten Hormonproduktion wehrt. Die Folgen sind neben den oben genannten Symptomen einer Schilddrüsenüberfunktion auch die Entstehung eines Kropfs und hervortretende Augäpfel.

Eine Hormonersatztherapie gegen Wechseljahresbeschwerden kann Schilddrüsenprobleme verstärken. Es ist also ratsam, wenn sich vermeintlich die Menopause bemerkbar macht, auch die Schilddrüsenfunktion mit einer Blutuntersuchung überprüfen zu lassen und bei einer Behandlung zu berücksichtigen.

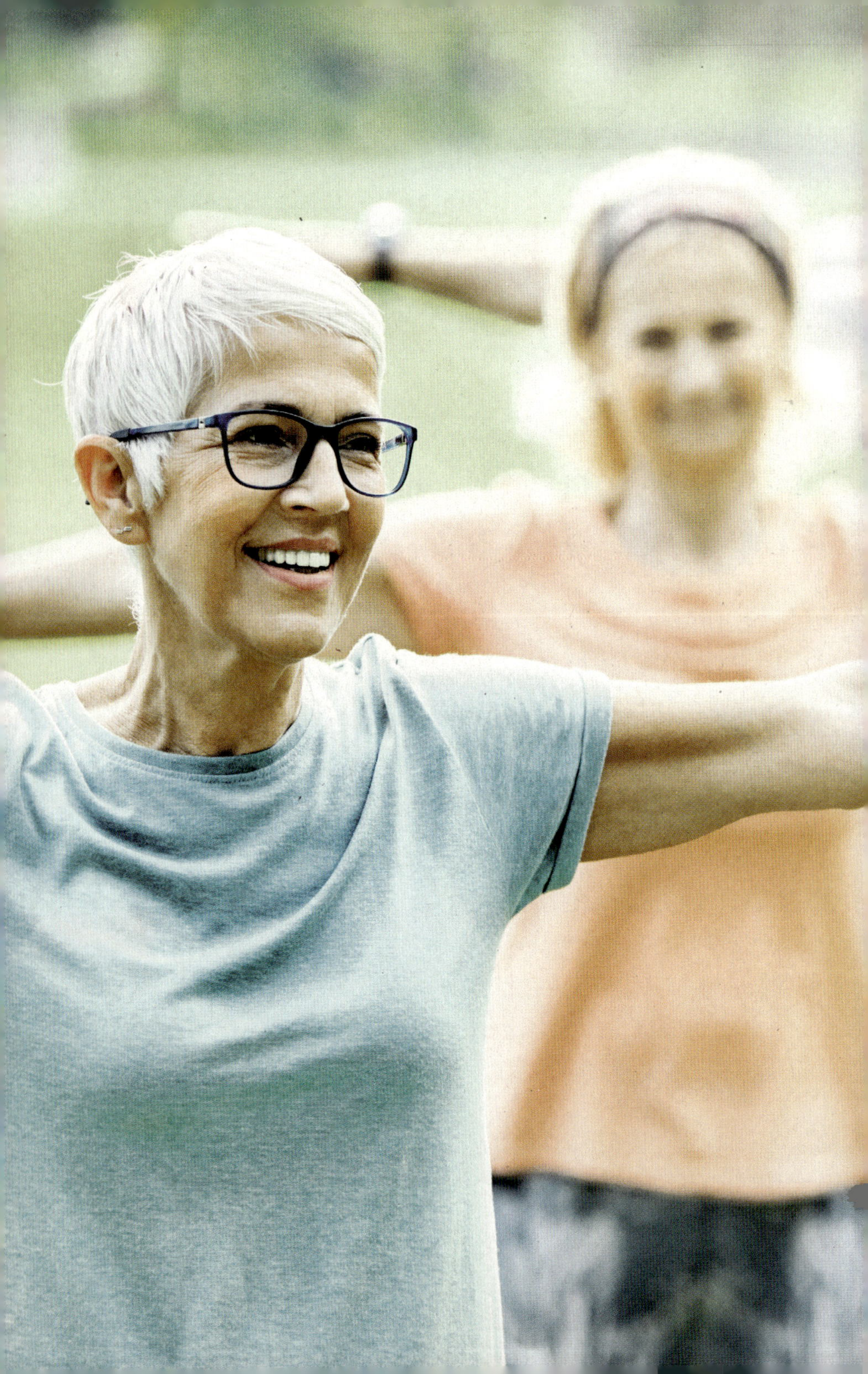

Tipps für den Alltag – Zeit für einen Wechsel

In deinen Alltagsroutinen findest du zahlreiche Hebel, an denen du ansetzen kannst, um dir die Wechseljahre zu erleichtern. Insbesondere über eine ausgewogene Ernährung, regelmäßige Bewegung sowie eine gezielte Stressreduktion lässt sich viel erreichen. Denn sie setzen bei den Ursachen vieler wechselbedingter Beschwerden an und helfen, diese zu lindern oder sogar komplett loszuwerden.

Ernährung – weniger Kalorien, mehr Nährstoffe!

Eine ausgewogene, abwechslungsreiche, farbenfrohe Ernährung auf Basis frischer, unverarbeiteter Lebensmittel empfiehlt sich in jeder Lebensphase. In den Wechseljahren nimmt ihre Bedeutung aufgrund der hormonellen Veränderungen und deren Einfluss auf zahlreiche Stoffwechselprozesse aber weiter zu. Auch weil die Auswahl der Nahrungsmittel ein wirksames Mittel ist, um typische Wechseljahresbeschwerden zu lindern.

Viele Lebensmittel wie beispielsweise Sojaprodukte, Hülsenfrüchte oder Beerenobst decken gleich mehrere wichtige Nährstoffgruppen ab. Eine gesunde Ernährung muss also gar nicht so kompliziert und aufwändig sein, wie du vielleicht denkst.

Mit den richtigen Lebensmitteln zu hormoneller Balance

Zahlreiche Wechseljahresbeschwerden stehen in engem Zusammenhang mit den hormonellen Turbulenzen der Perimenopause. Schließlich geraten viele Stoffwechselprozesse in dieser Phase aus dem Gleichgewicht, weshalb sie für den Körper mit besonders großen Belastungen verbunden ist. Durch die gezielte **Integration von Phytoöstrogenen in den täglichen Speiseplan** lassen sich die Hormonschwankungen abmildern.

Phytoöstrogene gehören zu den sekundären Pflanzenstoffen und ähneln in ihrer Struktur dem weiblichen Sexualhormon Östrogen, wodurch sie die Fähigkeit besitzen, an den Östrogenrezeptoren des Körpers anzudocken. Es gibt Anzeichen, dass sie dort sowohl aktivierend als auch blockierend wirken können, und deshalb eine relative Östrogendominanz in den frühen Wechseljahren ebenso regulieren wie einen späteren Östrogenmangel.

Phytoöstrogenhaltige Lebensmittel

Einen besonders hohen Gehalt an Phytoöstrogenen weisen Lebensmittel auf, die aus Sojabohnen hergestellt werden. Aber auch einige Samen, Früchte und Gemüsesorten liefern nennenswerte Mengen. Um von der ausgleichenden Wirkung zu profitieren, integriere folgende Lebensmittel vermehrt in deinen Speiseplan:

- Sojaprodukte (Tofu, Miso, Tempeh, Natto, Sojasauce, ...)
- Leinsamen
- Sesam
- Kürbiskerne
- Trockenfrüchte (Aprikosen, Datteln, getrocknete Pflaumen)
- Beerenfrüchte
- Gemüsekohl
- Knoblauch

Dem regelmäßigen Verzehr phytoöstrogenhaltiger Lebensmittel wird zugeschrieben, Hitzewallungen* und

* https://pubmed.ncbi.nlm.nih.gov/25263312/

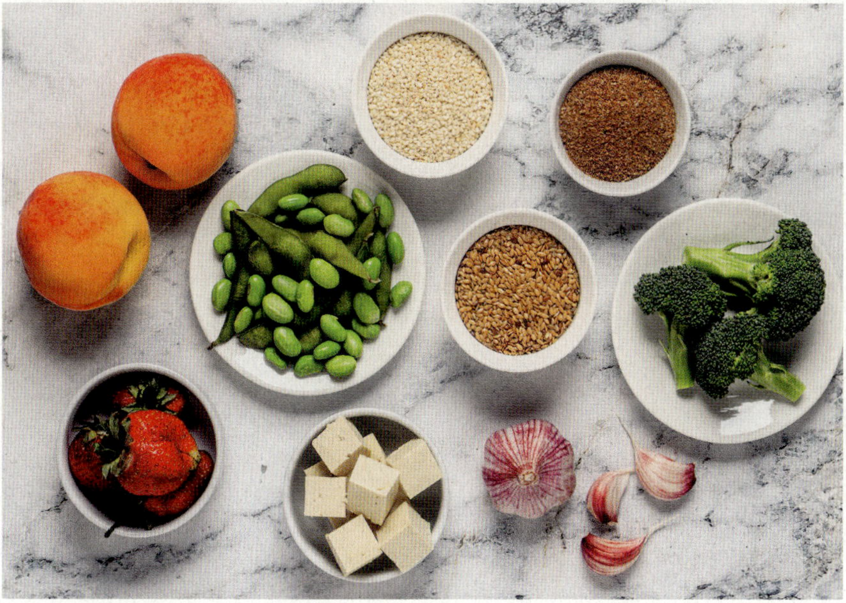

Schweißausbrüche, dünner werdende Haut und Schleimhäute sowie die Abnahme der Knochendichte und das damit verbundene Osteoporoserisiko zu reduzieren. Einige Studien deuten auch auf eine **krebsvorbeugende** Wirkung der Pflanzenstoffe hin.* Um die Ergebnisse zu bestätigen, wird allerdings auf die Notwendigkeit weiterer Forschung hingewiesen.

In Apotheken und Drogerien erhältliche phytoöstrogenhaltige Nahrungsergänzungsmittel überschreiten nicht selten die empfohlene Tagesdosis** und klären zu wenig über die maximale Anwendungsdauer und die mit der Einnahme verbundenen Risiken auf. Versuch es deshalb am besten erst einmal mit einem vermehrten Verzehr der genannten Lebensmittel und lass dich vor der Anwendung hochdosierter Produkte entsprechend beraten.

* https://www.ncbi.nlm.nih.gov/pmc/articles/PMC9776930/

** https://www.verbraucherzentrale.de/wissen/lebensmittel/nahrungsergaenzungsmittel/marktcheck-isoflavone-fuer-die-wechseljahre-40843

Ernährung bei Progesteronmangel

Auch bei einem Progesteronmangel kann es hilfreich sein, die eigenen Ernährungsgewohnheiten etwas genauer unter die Lupe zu nehmen und vermehrt auf eine vitalstoffreiche Kost zu achten. Dabei kommt es weniger auf die Zufuhr einzelner Nährstoffe an als auf eine ausreichende Versorgung mit allen wichtigen **Mikronährstoffen** sowie gesunden Fetten und essentiellen Aminosäuren. Denn an einem stabilen Hormonhaushalt sind zahlreiche Nährstoffe, Organe und Stoffwechselprozesse beteiligt.

Damit das Progesteron im Körper seine Wirkung entfalten kann, braucht es zudem einen stabilen **Blutzuckerspiegel,** den du ebenfalls über die Ernährung sowie über Bewegung (siehe S. 135) und ausreichenden Schlaf (siehe S. 39) fördern kannst.

Stress ist ein gewichtiger Faktor, der den in den Wechseljahren ohnehin auftretenden Progesteronmangel weiter verstärken kann. Denn Progesteron konkurriert im Körper ganz unmittelbar mit dem Stresshormon Cortisol. Umso wichtiger ist es, sich in stressigen Zeiten einen

Ausgleich zu schaffen (zu Stressreduktion siehe S. 143).

Den Blutzuckerspiegel stabilisieren

Auch der Zuckerstoffwechsel gerät durch die in den Wechseljahren typischen Schwankungen des Hormonspiegels aus dem Tritt, da sich sowohl Östrogen als auch Progesteron auf die **Insulinempfindlichkeit des Körpers** auswirken. Davon sind Frauen mit Diabetes Typ 1 und 2 besonders betroffen. Aber auch für Frauen, die diesbezüglich bislang keine Beschwerden haben, ist es sinnvoll, Lebensmittel zu bevorzugen, die den Blutzuckerspiegel stabilisieren. Dazu gehören:

- Vollkornprodukte
- Hülsenfrüchte
- Gemüse und zuckerarmes Obst
- Milch und Joghurt

Sorge außerdem dafür, dass deine Mahlzeiten auch gesunde Fette, Proteine und genügend Ballaststoffe enthalten. Eine ausreichende Flüssigkeitszufuhr und **mehrstündige Esspausen** zwischen den Mahlzeiten (zum Beispiel Intervallfasten, siehe S. 54) tragen ebenfalls zu einem stabilen Blutzuckerspiegel bei. Einfache Kohlenhydrate, die den Blutzucker in die Höhe schießen und anschließend abstürzen lassen, sind dagegen weniger empfehlenswert und sollten entsprechend selten auf deinem Speiseplan stehen.

Um mehr über die komplexen Zusammenhänge zwischen der Ernährung und einem gesunden Hormonhaushalt zu erfahren und dich bei Beschwerden individuell beraten zu lassen, kann ein Hormon-Coaching eine interessante Option sein (siehe S. 173).

Mehr Proteine gegen Muskelabbau

Mit zunehmendem Alter kann der Körper Proteine schlechter verwerten und braucht, um die gleiche Menge Muskeln zu bilden, mehr Protein als in jüngeren Jahren. Entsprechend steigt der **Proteinbedarf** von etwa 0,8 Gramm pro Kilogramm Körpergewicht im mittleren Alter auf etwa 1 Gramm und ab dem 60. Lebensjahr weiter auf etwa 1,2 Gramm an.

Wer gezielt Muskeln aufbauen möchte, kann auch noch etwas mehr

Eiweiß (bis etwa 2 Gramm pro Kilogramm Körpergewicht) zu sich nehmen. Zu viel sollte es allerdings auch nicht sein, denn ein Proteinüberschuss kann Niere und Leber schädigen und zu Darmproblemen führen.

Tierische und pflanzliche Proteinquellen

Tierisches Eiweiß ist in seinem Aufbau dem menschlichen am ähnlichsten und enthält mehr essentielle Aminosäuren (also solche, die unser Körper nicht selbst herstellen kann) als pflanzliche Eiweißlieferanten. Dennoch ist es möglich, den Proteinbedarf mit einer veganen Lebensweise zu decken.

Zu den Lebensmitteln mit einem hohen Proteinanteil gehören:

- Fleisch
- Fisch und Meeresfrüchte
- Käse
- Joghurt
- Quark
- Eier
- Sojabohnen
- Linsen
- Kichererbsen
- Vollkorngetreide
- Pseudogetreide
- Nüsse

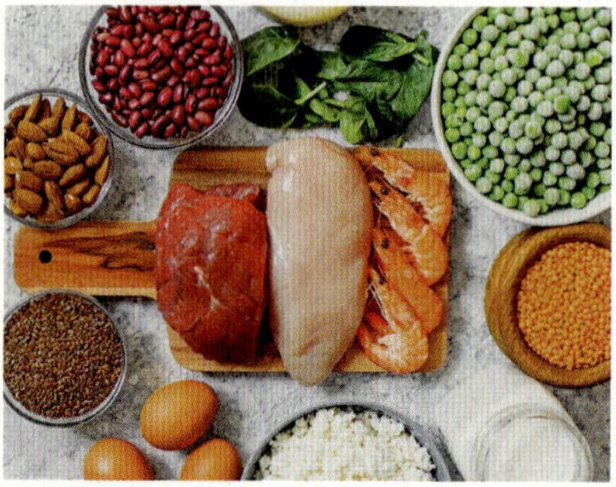

Wenn du deinen Proteinbedarf ausschließlich oder überwiegend mit pflanzlichen Lebensmitteln decken möchtest, achte darauf, verschiedene Proteinquellen miteinander zu kombinieren, um eine Versorgung mit allen essentiellen Aminosäuren zu gewährleisten.

Eine ausreichende Versorgung mit Proteinen trägt in Kombination mit Kraftsport (siehe S. 138) zum Muskelerhalt bei und ist damit eine wichtige Basis für die körperliche Fitness bis ins hohe Alter. Auch der in den Wechseljahren oft zu beobachtenden Gewichtszunahme (siehe S. 50) lässt sich durch gezielten Muskelaufbau mit entsprechender Ernährung entgegenwirken. Denn je mehr Muskulatur du hast, umso höher ist dein Grundumsatz.

Proteinshake selber machen

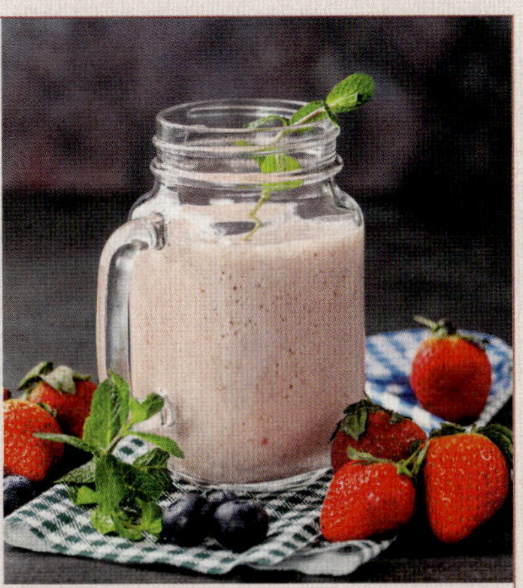

Ein Proteinshake hilft dir, deinen täglichen Proteinbedarf zu decken, und versorgt dich nebenbei mit diversen Mikronährstoffen. Du kannst ihn aus wenigen Zutaten selber machen:

- **300 ml Milch**
- **100 g Magerquark**
- **100 g Beeren**
- **3 EL Haferflocken**
- **2 EL Mandeln oder Cashewkerne**
- **optional 1 TL Honig oder 1 bis 2 Datteln**

Gib einfach alle Zutaten in den Standmixer oder mixe sie mit einem Stabmixer kräftig durch.

Für eine vegane Variante kannst du statt Kuhmilch eine pflanzliche Alternative wählen und den Magerquark durch pflanzliches Proteinpulver (Erbsen-, Soja- oder Reisprotein) und entsprechend mehr Flüssigkeit ersetzen.

Für Eilige, die sich mit einer optimalen Zusammensetzung und Bedarfsdeckung nicht selbst befassen möchten, kann herkömmliches oder veganes Proteinpulver eine praktische Alternative sein. Um nicht von verstecktem Zucker und anderen ungewollten Zusatzstoffen überrascht zu werden, empfiehlt sich allerdings beim Kauf der Produkte ein genauer Blick auf die Zutatenliste.

Darmfreundliche Ernährung wird wichtiger

Wie wichtig ein gesunder Darm ganz allgemein für das körperliche und geistige Wohlbefinden ist, verdeutlichten in den letzten Jahren mehrere Bestseller. In der Zeit des Wechsels wird eine darmfreundliche Ernährung noch bedeutsamer, denn ein Teil des Darmmikrobioms, das sogenannte Östrobolom, ist unmittelbar am **Östrogenstoffwechsel** beteiligt. Gerät dieses aus dem Gleichgewicht, kann ein Östrogenüberschuss oder ein Östrogenmangel die Folge sein. Aber auch ein Progesteronmangel macht sich gegebenenfalls in Form von Verdauungsproblemen bemerkbar. Zudem geht man davon aus, dass die Vielfalt des Darmmikrobioms in den Wechseljahren abnimmt, was sich negativ auf das Immunsystem auswirkt und die Zunahme **entzündlicher Erkrankungen** begünstigt.

Indem du vermehrt probiotische und präbiotische Lebensmittel zu dir nimmst, kannst du deinen Darm stärken und eine Besiedelung mit gesunden Darmbakterien fördern.

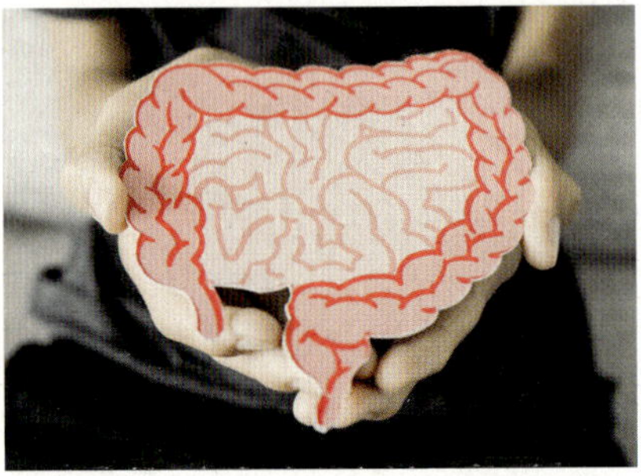

Mehr probiotische und präbiotische Lebensmittel

In der Werbung werden uns vor allem probiotische Milchprodukte angepriesen. Neben Joghurt, Buttermilch und Quark enthalten aber auch naturbelassener Apfelessig sowie nicht pasteurisiertes Sauerkraut, saure Gurken und andere milchsauer vergorene Gemüse große Mengen Probiotika. Auch mit fermentierten Sojaprodukten wie Tempeh und Misopaste oder probiotischen Getränken wie Kefir, Kombucha und Kwas bereicherst du deinen Speiseplan um lebende Mikroorganismen, die die guten Darmbakterien unterstützen und die schädlichen in Schach halten helfen.

Noch besser geht es deinem Darm, wenn du neben probiotischen Lebensmitteln auch präbiotische zu dir nimmst. Denn sie versorgen die guten Darmbakterien mit Nahrung.

Präbiotika stecken unter anderem in Hülsenfrüchten, verschiedenen Gemüsen wie beispielsweise Lauchgewächsen, Chicorée, Spargel, Schwarzwurzeln und Kohl sowie in zahlreichen Früchten wie zum Beispiel Äpfeln, Birnen, Beeren und Zitrusfrüchten. Als Nudel- oder Reis-Fan kannst du dich eines kleinen Tricks bedienen, um deine Mahlzeiten mit Präbiotika anzureichern: Lass Pasta oder Reis nach dem Kochen zunächst abkühlen, bevor du deine Mahlzeit zubereitest. Denn beim Erkalten entsteht resistente Stärke, die für dich unverdaulich geworden ist, aber für deine Darmbewohner eine willkommene Mahlzeit darstellt.

Auch die Vaginalflora profitiert von einer darmfreundlichen Ernährung, wodurch sich das Risiko für Infektionen reduzieren lässt. Sie treten in den Wechseljahren bedingt durch vaginale Trockenheit (siehe S. 68) häufiger auf.

Weniger Lebensmittelzusätze

Nicht nur mehr vom Guten, sondern auch weniger vom Falschen hilft deiner Darmgesundheit. Deshalb empfiehlt es sich, Lebensmittelzusätze wie Konservierungsstoffe, Emulgatoren und Süßstoffe zu meiden oder zumindest stark zu reduzieren – insbesondere dann, wenn du bereits mit Verdauungsproblemen zu kämpfen hast. Denn sie können das Mikrobiom zusätzlich schädigen und entzündliche Darmerkrankungen hervorrufen*.

Antientzündliche Ernährung gegen Östrogenmangel

Apropos Entzündungen – weil die entzündungshemmende Wirkung des Östrogens durch den sinkenden Östrogenspiegel ebenfalls zurückgeht, steigt in den Wechseljahren das Risiko entzündlicher Erkrankungen. Umso wichtiger wird es, vermehrt antioxidative und entzündungshemmende Lebensmittel wie frisches Obst und zuckerarmes Gemüse sowie antientzündliche Gewürze wie Ingwer und Kurkuma auf den Speiseplan zu setzen.

* https://www.dgmim.de/wissenschaft/zusatzstoffe-in-lebensmitteln-emulgatoren-koennen-eine-colitis-ausloesen/

Goldene Milch selber machen

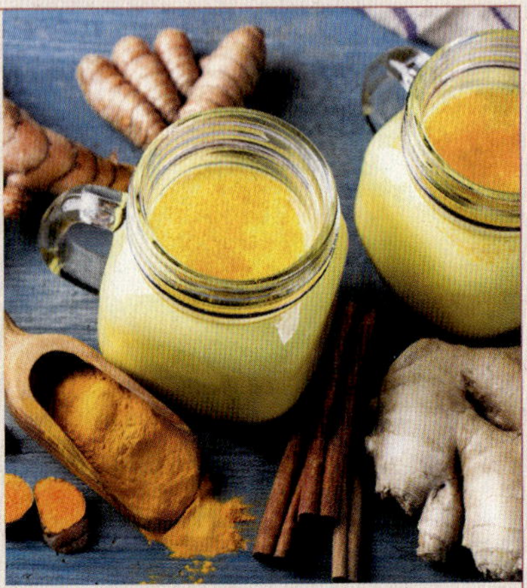

Eine köstliche Möglichkeit, regelmäßig Ingwer und Kurkuma zu dir zu nehmen, ist goldene Milch. Das aus der ayurvedischen Küche stammende Getränk besteht aus den folgenden Zutaten:

- **250 ml Milch oder ungesüßter Pflanzendrink**
- **1 walnussgroßes Stück Ingwerwurzel**
- **½ TL Kurkumapulver**
- **1 Prise schwarzer Pfeffer**
- **1 Prise Kardamom**
- **1 Prise Muskat**
- **1 Prise Zimt**
- **optional Honig oder eine andere Süße deiner Wahl**

So wird das würzige Getränk zubereitet:

1. Erhitze die Milch erhitzen, ohne sie zu kochen.
2. Schäle den Ingwer, reibe ihn fein und gib ihn in die warme Milch.
3. Lass alles für etwa 30 Minuten ziehen.
4. Gieß die Ingwer-Milch durch ein Sieb ab.
5. Abschließend die restlichen Gewürze hinzufügen, alles gut verrühren und nach Geschmack süßen.

Mit ein paar Eiswürfeln eignet sich die goldene Milch auch als kühlendes Getränk an heißen Tagen.

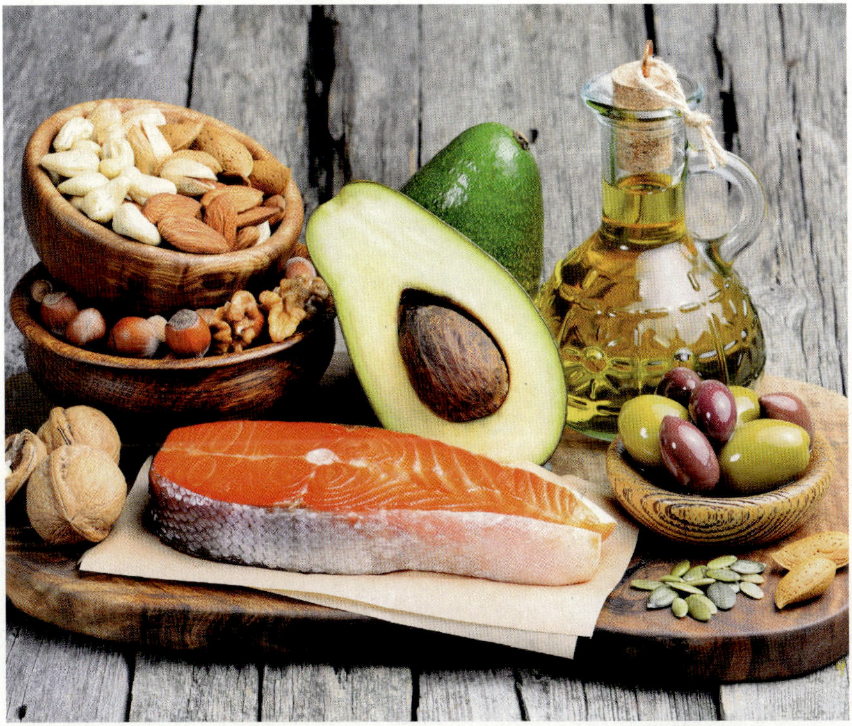

Mehr gute Fette essen

Eine ausreichende Aufnahme entzündungshemmender Omega-3-Fettsäuren wird jetzt ebenfalls bedeutsamer, bestenfalls auch noch im richtigen Verhältnis zu den in sehr viel mehr Lebensmitteln enthaltenen Omega-6-Fettsäuren. Dieses sollte zwischen 2:1 und maximal 5:1 betragen. Mit unseren modernen Ernährungsgewohnheiten nehmen wir aber durchschnittlich 10 bis 20 Mal mehr Omega-6 als Omega-3 auf*. Um den Anteil an Omega-3-Fettsäuren in deiner Ernährung zu erhöhen, empfiehlt es sich, regelmäßig fettreiche Kaltwasserfische wie Lachs, Makrele, Hering und Sardine zu verzehren. Aber auch kaltgepresste Öle aus Leinsamen, Walnüssen oder Hanf enthalten die essentiellen Fettsäuren in nennenswerter Menge.

* https://www.ndr.de/ratgeber/gesundheit/Lebenswichtige-Omega-3-Fettsaeuren-Richtige-Dosierung-entscheidend,fettsaeuren100.html

Osteoporoserisiko senken

Das Osteoporoserisiko lässt sich durch eine abwechslungsreiche, vitalstoffreiche Ernährung ebenfalls deutlich senken. Besonders wichtig ist in diesem Zusammenhang eine ausreichende Versorgung mit Kalzium und Vitamin D. Letzteres verbessert die Kalziumaufnahme im Darm und fördert den Einbau des Mineralstoffs in die Knochen. Da die Fähigkeit des Körpers, Vitamin D zu bilden, mit steigendem Alter abnimmt, empfiehlt es sich, vermehrt Vitamin-D-reiche Lebensmittel wie fettreichen Fisch und Innereien zu verzehren. Als pflanzliche Lieferanten kommen alle Arten von Pilzen infrage. Alternativ lässt sich eine optimale Versorgung auch gut über ein Nahrungsergänzungsmittel abdecken. Als Kalziumquelle kannst du neben Milchprodukten zahlreiche pflanzliche Lebensmittel wählen, darunter Chiasamen, Mohn und Sesam

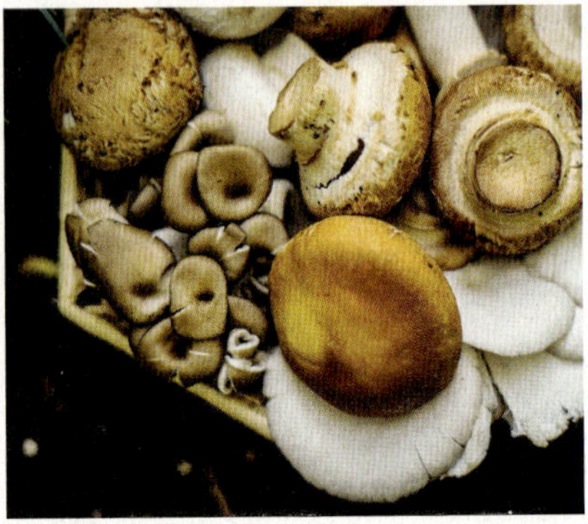

sowie Sojaprodukte und andere Hülsenfrüchte.

Grundsätzlich empfiehlt es sich in den Wechseljahren, noch einmal mehr auf eine ausreichende Zufuhr gesundheitsförderlicher Nährstoffe zu achten und dafür leere Kalorien, stark verarbeitete Lebensmittel und Genussgifte zu reduzieren. Rotes Fleisch und Wurstwaren, Weißmehlprodukte und andere stark verarbeitete Nahrungsmittel, Industriezucker und Alkohol sollten deshalb eher selten auf dem Speiseplan stehen. Dein Körper wird es dir mit einem frischeren Aussehen und mehr Leistungsfähigkeit danken.

Tipps von der Food- und Wechseljahresexpertin

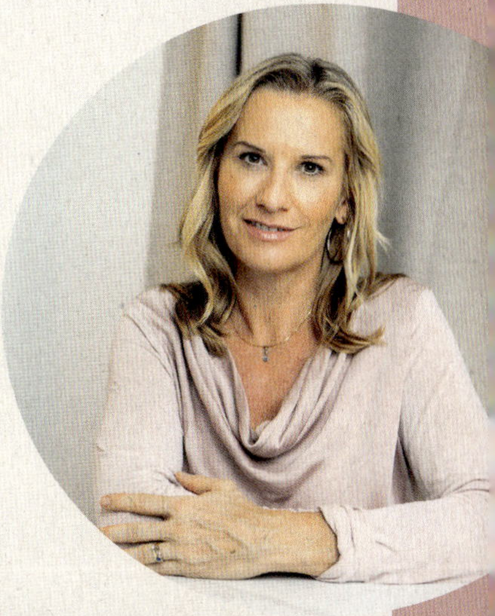

PEGGY REICHELT,
Food-Coach, Wechseljahresexpertin und Gründerin von XbyX – Women in Balance

Warum ist die Ernährung ein besonders wichtiger Faktor in den Wechseljahren?

Die Zeit der hormonellen Änderungen im Verlauf der Wechseljahre ist Schwerstarbeit für unseren Körper. Allein circa 400 Östrogenrezeptoren – verteilt im ganzen Körper – müssen sich an ein neues, niedrigeres Östrogenlevel anpassen. Klar, dass der Körper für diese Meisterleistung jegliche Unterstützung benötigt. Darunter ausreichend Schlaf, gutes Stressmanagement, mentaler Ausgleich, Bewegung und natürlich eine gesunde Ernährung und Mikronährstoffversorgung.

Östrogen und Progesteron haben sehr konkrete Auswirkungen auf unseren Stoffwechsel. So wird der Körper jetzt sensibler gegenüber Zucker. Modifizieren wir die Kohlenhydrate nicht ein wenig, ist die Bauchspeicheldrüse schnell überfordert. Auch die Eiweißsynthese läuft nicht mehr so effizient wie in jungen Jahren. Wir benötigen mehr qualitativ hochwertiges Protein als früher.

Die Versorgung mit antientzündlichen, herz- und hirngesunden Omega-3-Fetten ist für die Hormonproduktion und gegen Entzündungen immens wichtig. Nicht vergessen dürfen wir den Darm, denn der reguliert neben der Verdauung das Immunsystem und viele Hormone wie das Serotonin. Häufig nimmt mit dem Alter die Diversität der Darmflora ab. Daher gehören präbiotische Ballaststoffe und probiotische Lebensmittel mit lebenden Bakterien täglich auf den Speiseplan.

Viel Gemüse, besonders Kreuzblütler, Bitterstoffe aus Kräutern und Gewürzen sowie Phytoöstrogene wie Soja, Leinsamen oder Sesam sind wichtig für den Östrogenstoffwechsel. Und das sowohl bei der in der Perimenopause häufigen Östrogendominanz als auch beim verstärkten Östrogenabfall rund um die Menopause.

Und letztlich gehören Vitamin D3, Magnesium, Selen, Zink und B-Vitamine dazu. Sie sind als Co-Faktoren für zahlreiche Umwandlungsprozesse - wie die Produktion des Schlafhormons Melatonin, des Glücksstoffes Serotonin, sowie für die Schilddrüse - nötig und zudem gut für Knochen, Nerven und Psyche.

Eine gesunde Ernährung hilft nachweislich nicht nur gegen zahlreiche Wechseljahressymptome, sondern ist eine Grundvoraussetzung für die Gesundheit von Knochen, Herz und Gehirn und somit die Vitalität im Alter.

Bewegung – läuft bei dir?

Ähnlich wie gesunde Ernährung kein Thema ist, das erst in den Wechseljahren relevant wird, wissen gesundheitsbewusste Frauen lange vorher um die Bedeutung regelmäßiger Bewegung. Dennoch ist es sinnvoll, sich in der Lebensmitte noch einmal genauer mit der eigenen körperlichen Fitness zu beschäftigen und den Instrumenten, wie diese noch möglichst lange erhalten bleiben kann. Denn die Veränderungen im Hormonhaushalt führen dazu, dass ein **gezieltes Krafttraining** wichtiger wird und andere Trainingsreize gesetzt werden müssen, um fit, stark und beweglich zu bleiben. So steigen beispielsweise mit dem Absinken des Östrogenspiegels die Risiken für Herz-Kreislauf-Erkrankungen und Osteoporose, und die Muskelmasse schwindet ganz ohne Verhaltensänderung sehr viel schneller als in jüngeren Lebensjahren.

Diesen drei Folgen des Wechsels und vielen weiteren typischen Wechseljahresbeschwerden lässt sich mit Bewegung entgegenwirken, denn sie:

- stärkt Haut und Bindegewebe
- kräftigt Muskulatur, Knochen und Gefäße
- kann Gelenkschmerzen lindern
- verbessert den Schlaf
- lindert wechseljahresbedingtes Schwitzen und Hitzewallungen
- reduziert das Risiko einer Brustkrebserkrankung*
- fördert eine gesunde Verdauung
- vermindert das Risiko, an Diabetes zu erkranken**
- stärkt das Herz-Kreislaufsystem
- baut Stress ab
- sorgt für die vermehrte Ausschüttung von Glückshormonen

* https://www.krebsgesellschaft.de/onko-internetportal/aktuelle-themen/news/brustkrebs-mit-bewegung-vorbeugen.html

** https://www.diabetesstiftung.de/11-tipps-zur-praevention

Damit dein Körper ganzheitlich profitiert, solltest du spätestens mit Beginn der Wechseljahre auf eine Kombination aus Ausdauersport und Muskeltraining setzen.

WICHTIG: Wenn du bisher eher zu den Sportmuffeln gehört hast und jetzt am liebsten richtig durchstarten möchtest, lass dich vorab noch einmal gesundheitlich durchchecken.

Ausdauersport – Herz-Kreislauf-System stärken

Wer seine Ausdauer verbessern möchte, fängt am besten bei der **Veränderung** kleiner Alltagsroutinen an: Treppe statt Fahrstuhl, kurze Strecken laufen statt fahren und so weiter. Da kommt auf Dauer ganz nebenbei schon einiges an Bewegung hinzu. Die heutzutage vielfach propagierten 10.000 Schritte pro Tag müssen hingegen nicht unbedingt sein. Denn wie eine Metaanalyse mehrerer Studien* zeigen

* https://academic.oup.com/eurjpc/article/30/18/1975/7226309#413554917

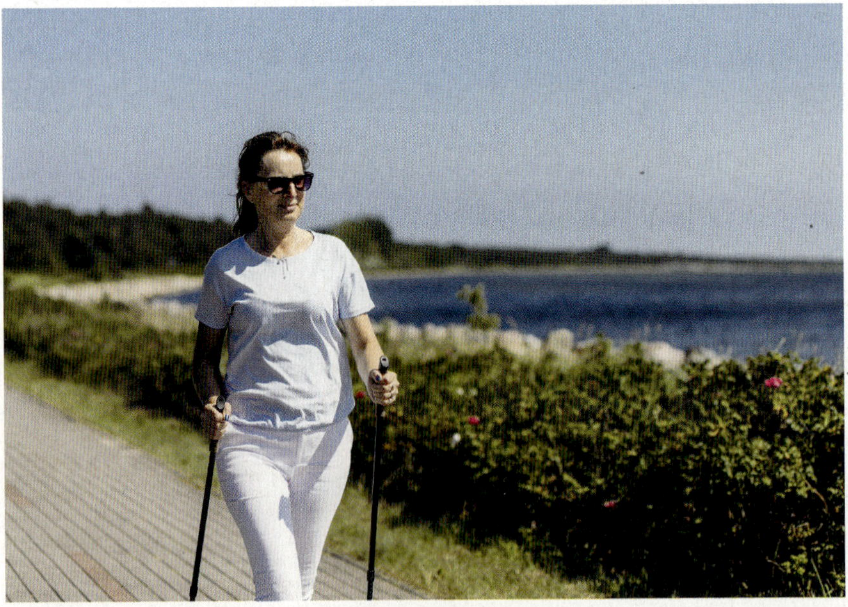

konnte, reichen bereits knapp 4.000 Schritte täglich aus, um das Risiko, an einer Erkrankung des Herz-Kreislauf-Systems zu sterben, erheblich zu senken. Mehr schadet aber natürlich nicht – im Gegenteil.

Eine gute Orientierung bietet auch die Empfehlung der WHO*, wonach Menschen im Alter zwischen 18 bis 64 mindestens 150 bis 300 Minuten moderate Ausdauerbelastungen oder mindestens 75 bis 150 Minuten intensive körperliche Belastungen pro Woche anstreben sollten. Ab 65 kommen im besten Fall drei Mal pro Woche Gleichgewichtsübungen hinzu, um dem zunehmenden Risiko für Stürze entgegenzuwirken.

Unter moderate Ausdauerbelastung fallen beispielsweise flottes Spazierengehen, Nordic Walking, entspanntes Fahrradfahren oder gemütliches Schwimmen. Aber auch Tanzen, etwas forderndere Arbeiten im Haushalt und Gartenarbeit gehören dazu. Eine intensive Belastung lässt sich beispielsweise mit Joggen und zügigem Radfahren oder schnellem Schwimmen erreichen.

* https://www.bayerisches-aerzteblatt.de/fileadmin/aerzteblatt/ausgaben/2021/03/einzelpdf/BAB_3_2021_91_93.pdf

Fitnessstudios liegen im Trend, können aber einen wichtigen Gesundheitsfaktor nicht bieten: die stressreduzierende Wirkung der Natur. Wenn du dir gleich in mehrfacher Hinsicht etwas Gutes tun möchtest, versuche zumindest einen Teil deiner Bewegungseinheiten im Freien zu absolvieren – am besten im Grünen.

Besonders effektiv – Hochintensives Intervalltraining (HIIT)

Hast du schon einmal von High-Intensity-Intervall-Training oder zu Deutsch Hochintensivem Intervalltraining gehört? Die beliebte Trainingsmethode verspricht schnelle Erfolge bei vergleichsweise kleinem Zeitaufwand und ist deshalb auch für Frauen geeignet, die die Wechseljahre durchlaufen, aber gleichzeitig auch mitten im Leben stehen und nur über ein entsprechend knappes Zeitbudget verfügen.

Beim HIIT-Training wechseln sich kurze hochintensive Phasen mit weniger intensiven Phasen ab – bezogen auf das Laufen folgt also einer Aufwärmphase ein kurzer Sprint, der in einen moderaten Dauerlauf übergeht, worauf wieder ein Sprint folgt und so weiter. Neben der Zeitersparnis hat ein HIIT-Training weitere Vorteile: Der Kalorienverbrauch und die Fettverbrennung werden stärker angekurbelt als bei einem herkömmlichen Ausdauertraining.

Für starke Knochen ist übrigens ein Training mit leichter Stoßbelastung wie etwa beim Joggen ideal, denn die kleinen Erschütterungen stimulieren den Knochenaufbau.

Muskeltraining – Stärke und Kraft erhalten

Zwar stärken auch sanftere Sportarten wie Yoga oder Pilates den Körper und halten ihn beweglich. Um den alters- und wechseljahresbedingten Muskelabbau effektiv aufzuhalten, empfiehlt es sich aber, vermehrt auf eine gezielte Kräftigung zu setzen. Erreichen kannst du diese mit Kraftübungen, bei denen du dein eigenes Körpergewicht oder den Widerstand von Freihanteln, Kettlebells oder anderen Gewichten einsetzt. Falls du Mitglied in einem Fitnessstudio bist oder werden möchtest, kommt auch ein regelmäßiger Besuch im Gerätebereich infrage.

Apropos regelmäßig: Mit zwei bis drei Trainingseinheiten wöchentlich (30 bis 40 Minuten pro Einheit) kannst du schon viel erreichen. Auch solltest du es zum Einstieg nicht übertreiben und deinem Körper **ausreichend Zeit zur Regeneration** geben.

Vergiss außerdem nicht die Aufwärmphase vor dem Training sowie einige Minuten Stretching nach jeder Einheit.

Mit Krafttraining tust du übrigens nicht nur etwas für einen starken und straffen Körper. Es hilft auch bei der **Osteoporosevorbeugung,** indem es sich positiv auf die Knochendichte auswirkt und dich dabei unterstützt, trotz abnehmendem Ruhestoffwechsels, dein Gewicht zu halten. Denn Muskeln verbrauchen im Gegensatz zu Fettzellen auch im Ruhezustand Kalorien.

Klassisches Krafttraining

Wenn du bisher kein Krafttraining gemacht hast, lohnt es sich eventuell einige Stunden bei einem Fitnesstrainer oder Coach in Anspruch zu nehmen, um eine fehlerhafte Durchführung der Übungen zu vermeiden. Denn diese mindern nicht nur potenziell deinen Trainingserfolg, sondern gefährden auf Dauer auch deine Gesundheit. Sobald du die

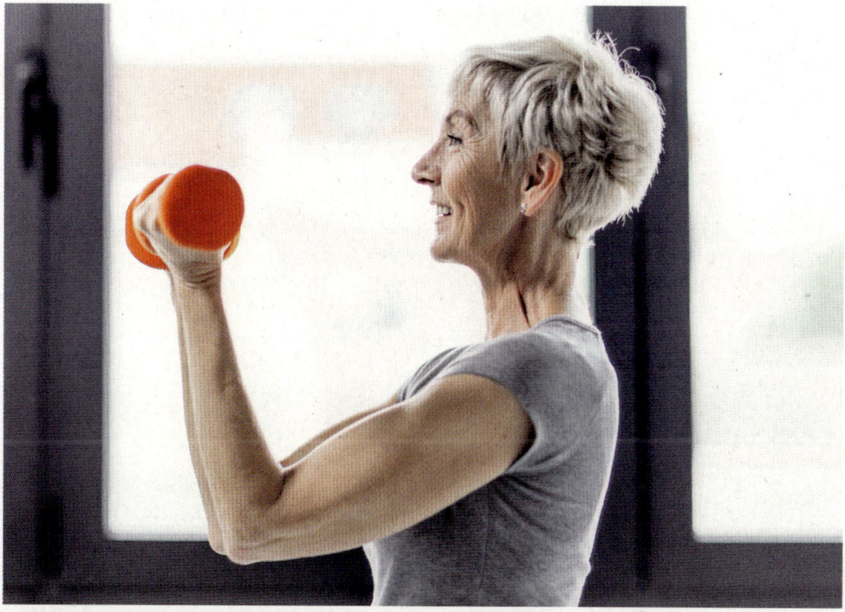

Abläufe verinnerlicht hast, kannst du allein weitertrainieren.

Mit etwas Trainingsroutine empfiehlt es sich, für einen gezielten Muskelaufbau auf ein höheres Gewicht bei einer geringen Anzahl von Wiederholungen zu setzen. Falls du unsicher bist, wann ein Wechsel sinnvoll ist, hilft die folgende Faustregel: Wenn du von einer Übung weniger als sechs Wiederholungen schaffst, versuche es lieber erst einmal mit etwas weniger Gewicht. Schaffst du locker mehr als 15 Wiederholungen, ist es Zeit, dein Arbeitsgewicht zu erhöhen.

Eiweißzufuhr nicht vergessen

Um auch mit steigendem Alter und unter den hormonellen Turbulenzen des Wechsels deine Muskulatur zu erhalten oder – noch besser – Muskeln aufzubauen, bedarf es einer **bewussten Proteinzufuhr.** Denn der Körper ist jetzt weniger gut in der Lage, das mit der Nahrung aufgenommene Eiweiß zu verwerten, und braucht es gleichzeitig für zahlreiche weitere wichtige Stoffwechselprozesse. Wie du deinen Eiweißbedarf decken kannst, erfährst du ab S. 125.

Neben den klassischen Sportarten, die auf eine verbesserte Ausdauer oder den Muskelaufbau abzielen, kannst du mit Bewegung auch versuchen, ganz gezielt deinen Hormonhaushalt wieder ins Gleichgewicht zu bringen – zum Beispiel mit Hormon-Yoga.

Hormon-Yoga gegen hormonelle Ungleichgewichte

Hormon-Yoga ist eine spezielle Yogavariante, die sich aus verschiedenen Yogaschulen bedient und wärmende, öffnende Körperübungen mit bewusster Atmung, Entspannungstechniken und Meditation verbindet. Ziel ist es, die Hormonproduktion anzuregen und gleichzeitig Stress abzubauen, der die Symptome der Wechseljahre häufig noch verstärkt. Hormon-Yoga-Kurse findest du in ausgewählten Yogastudios oder auch als Online-Workshops im Internet.

Nicht oder nur nach ärztlicher Rücksprache geeignet ist Hormon-Yoga für Menschen, die an hormonell bedingten Erkrankungen leiden. Lass dich im Zweifel vorab beraten.

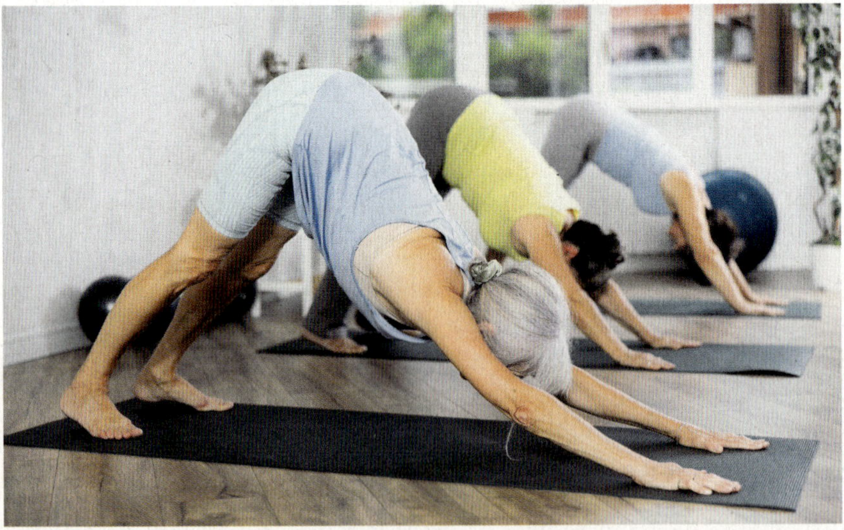

Tipps von der Fitness- und Wechseljahresexpertin

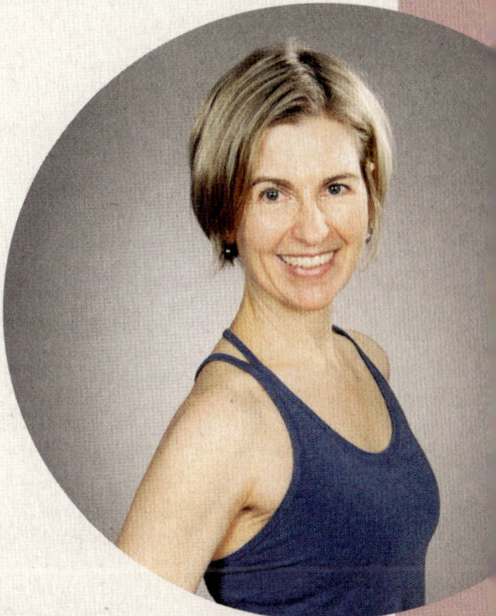

ANJA JANCKE-SOUHR,
Fitness- und Wechseljahrescoach
www.menobalancefitness.de

Warum ist Krafttraining in den Wechseljahren so wichtig?

In den Wechseljahren ist der Muskel- und Kraftverlust aufgrund des sinkenden Östrogens am größten. Doch keine Sorge - Krafttraining baut Muskelmasse auf. Frauen im Wechsel benötigen starke Muskeln! Nicht nur als Halte- und Bewegungsapparat. Muskeln sind Gamechanger hinsichtlich des Stoffwechselgeschehens. Vor allem beim intensiven Krafttraining zeigen Muskeln ihre Magie: Sie produzieren hormonähnliche Botenstoffe - die Myokine. So wirkt Muskelgewebe ausgleichend auf den Hormonhaushalt, lindert Wechseljahresbeschwerden und fördert die Gesundheit bis ins hohe Alter.

- **Knochengesundheit:** Druck- und Zugbelastungen beim Krafttraining aktivieren Knochenzellen, was den Erhalt der Knochendichte unterstützt und einer Osteoporose vorbeugt.
- **Gelenkgesundheit:** Krafttraining stärkt Gelenke, reduziert Gelenkschmerzen und das Verletzungsrisiko.

- **Höherer Energiestoffwechsel, bessere Insulinsensitivität und Körperzusammensetzung:** Muskeln als größtes Stoffwechselorgan stabilisieren den Blutzuckerspiegel und erhöhen den Grundumsatz. Dies hält die Gewichtszunahme und das Bauchfett in Schach und senkt das Diabetesrisiko.
- **Weniger Hitzewallungen:** Östrogenmangel löst Hitzewallungen aus und stört die Thermoregulatoren im Gehirn. Regelmäßiges Schwitzen durch Bewegung trainiert die Wärmeregulation, sodass der Körper wirklich nur bei Anstrengung erhitzt.
- **Stressabbau und guter Schlaf:** Beim Krafttraining werden Glückshormone ausgeschüttet, die Stress reduzieren. Je geringer der Stress, desto besser der Schlaf.
- **Starker Beckenboden gegen Inkontinenz:** Auch im Beckenboden reduziert sich der Muskelanteil. Krafttraining sorgt für eine starke Rumpfmitte, was die Funktion des Beckenbodens unterstützt.
- **Mehr Lebensfreude:** Krafttraining verbessert die Fitness, die Körperhaltung und die Eigenständigkeit im Alltag. Zudem ist erwiesen: Wer mehr Muskelmasse hat, lebt länger.

Für postmenopausale Frauen ist der Muskel- und Kraftaufbau schwieriger, da Muskeln träge auf Training reagieren und muskelaufbauende Proteine schlechter verwerten. Joggen, Yoga und Pilates sind gut, aber diese Trainingsreize sind zu gering. Das Erfolgsgeheimnis liegt im Widerstandstraining mit (Maximal-) Kraft, Schnellkraft und hochintensivem Intervalltraining. Dabei zählt die individuelle Belastungsgrenze. Muskelwachstum erfolgt in Ruhephasen und mit ausreichend Protein. Es ist nie zu spät, Muskeln aufzubauen!

Stressreduktion – Mensch, ärgere dich nicht!

Stress bedeutete in der Entwicklung des Menschen oft Lebensgefahr. Daher aktiviert der Körper bis heute alles, was geht, für Kampf oder Flucht: Die Hormone Adrenalin und Cortisol sorgen für erhöhte Aufmerksamkeit, steigenden Blutdruck und Blutzuckerspiegel, einen schnelleren Herzschlag und die Erweiterung der Bronchien. Bei der Reaktion auf die Gefahr wurden die Stresshormone durch körperliche Aktivität abgebaut, und der Körper kam wieder zur Ruhe.

Für den modernen Menschen bedeutet Stress jedoch Termindruck, Lärm, Stau auf der Straße oder Geldsorgen – Bedingungen, denen wir nicht durch Angriff oder Verteidigung begegnen. Die Stresshormone werden langsamer abgebaut, sodass wir unter Dauerstress leiden, der

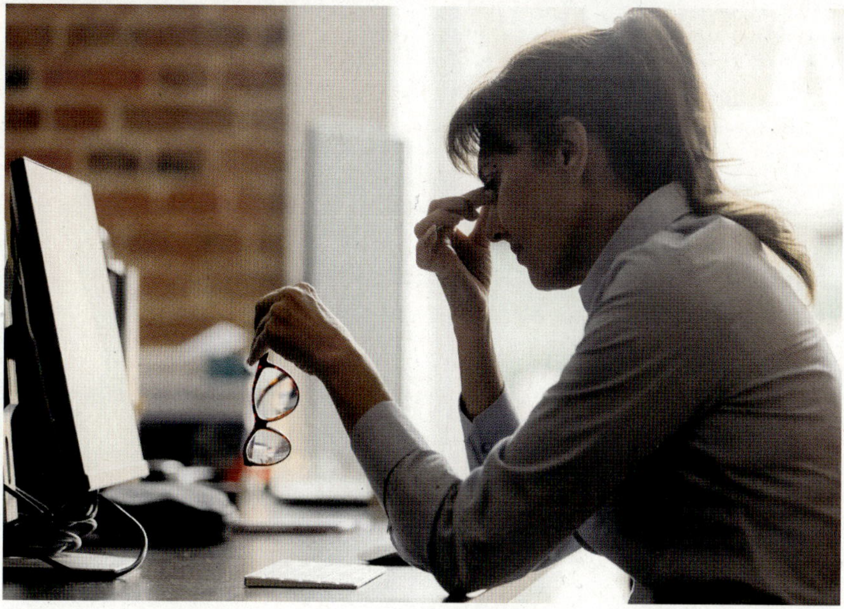

Erkrankungen wie Magengeschwüre, Herz-Kreislauf-Erkrankungen, Übergewicht, psychische Erkrankungen und sogar Alzheimer begünstigen.

Für Frauen in den Wechseljahren kommt erschwerend hinzu, dass Cortisol in Stresssituationen auf Kosten von Progesteron gebildet wird, das für Beruhigung und guten Schlaf sorgt. Frau steht also unter Strom, und der entlädt sich aus Mangel an anderen Möglichkeiten zum Beispiel in Form von Wutausbrüchen oder Heulkrämpfen. Na, erkennst du dich wieder?

Wenn wir eh schon mit Hormonchaos und Östrogendominanz zu kämpfen haben, gibt uns Stress den Rest. Daher ist es in der Menopause besonders wichtig, Stress zu vermeiden oder aktiv abzubauen.

Stress vermeiden

Dass du in den Wechseljahren schlechter mit Stress umgehen kannst und zusätzlich von diesen und jenen Beschwerden geplagt wirst, ist doch ein guter Grund, einen Gang runterzuschalten und dir manche Probleme am A**** vorbeigehen zu lassen – sowohl beruflich als auch privat. Folgende Methoden verhelfen dir zu mehr Ruhe und Gelassenheit.

Ausreichend schlafen

Schlaf ist wichtig für die Regeneration. Wer nachts etwa 7 bis 8 Stunden, schläft, kann den Herausforderungen des nächsten Tages sowohl körperlich als auch geistig entspannter begegnen.

Aber leider ist das Schlafen in den Wechseljahren ja häufig gerade das Problem.

Um abends zur Ruhe zu kommen und einschlafen zu können, empfiehlt sich eine **Abendroutine.** Nimm die letzte Mahlzeit mindestens 2 Stunden vor dem Zubettgehen ein. Schalte spätestens 30 Minuten vorher alle technischen Geräte ab. Schreibe stattdessen Tagebuch, lies in einem nicht zu aufregenden Buch oder meditiere. Auch ein **Schlummertrunk,** zum Beispiel (pflanzliche) Milch mit Honig, ist eine gute Idee, um schläfrig zu werden.

Weitere Tipps, wie du Schlafstörungen in den Griff bekommst, findest du ab S. 39.

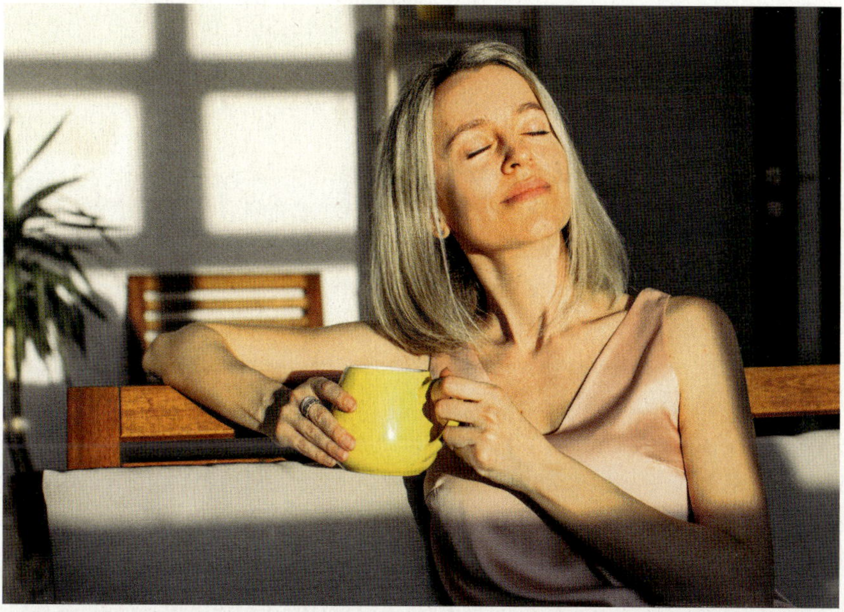

Den Tag mit Ruhe beginnen

Versuche, den Tag langsam und entspannt zu beginnen. Nimm dir die Zeit, einen Tee oder Kaffee zu trinken, einige Yoga-Übungen zu machen, eine kleine Runde Joggen zu gehen oder was dir sonst guttut. So startest du mit einem kleinen Entspannungspolster in den Tag.

Prioritäten setzen

Mach dir klar, dass du nicht allen gerecht werden und nicht alles schaffen kannst. Konzentriere dich auf die wirklich wichtigen Sachen in deinem Leben und erledige immer nur eine Aufgabe auf einmal. Multitasking ist nach neueren Erkenntnissen sowieso unmöglich, und der Versuch, mehrere Aufgaben gleichzeitig zu erledigen, erzeugt nur Stress.

Aufgaben notieren

Noch besser ist es, aufzuschreiben, was du dir vorgenommen hast, sei es für den Tag, die Woche oder das ganze Jahr. So hast du eine Struktur vor Augen und den Kopf frei für die Bewältigung der Aufgaben. Außerdem ist es außerordentlich befriedigend, erledigte Punkte abzuhaken und so den Fortschritt zu sehen.

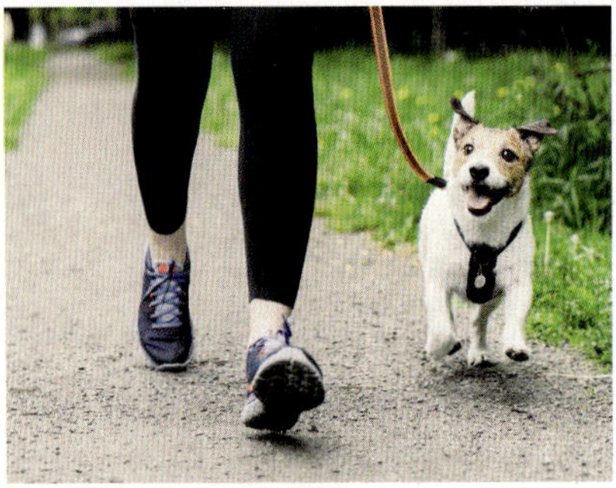

Stress abbauen

Natürlich lässt sich Stress nicht generell umgehen. Umso wichtiger ist es, unvermeidliche Belastungen gut zu verarbeiten und wieder zur Ruhe zu kommen. Versuche, Folgendes in deinen stressigen Alltag zu integrieren:

- **Bewegung** baut Stresshormone ab. Nach einem stressigen Bürotag ist es also viel entspannender, den Heimweg auf dem Fahrrad zurückzulegen, eine kleine Joggingrunde mit dem Hund zu drehen oder kurz im Fitnessstudio vorbeizuschauen, als direkt aufs Sofa zu fallen.

  Stundenlanges Training oder ein Marathonlauf ist aber weder nötig noch sinnvoll, denn extreme Belastungen erzeugen wiederum Stress.

  Wer dagegen tagsüber körperlich anstrengende Arbeit verrichtet, ist zur Entspannung mit ruhigen Yoga- oder Qi-Gong-Übungen besser bedient.

- **Pflanzliche Wirkstoffe** wie Baldrian, Hopfen, Lavendel, Zitronenmelisse oder Süßholzwurzel helfen, Stress und innere Unruhe zu reduzieren. Die getrockneten Kräuter lassen sich einzeln als Tee zubereiten oder sind in Form von beruhigenden Teemischungen oder fertigen Präparaten in Drogerien erhältlich.

- **Atem- und Achtsamkeitsübungen** helfen, Stress abzubauen und gelassener zu werden. Geeignet sind zum Beispiel Pranayama-Yoga-Atemtechniken (eine konkrete Übung findest du auf S. 91), die die Lebensenergie durch bewusste Regulierung und Vertiefung der Atmung aktivieren sollen.

  Bei Achtsamkeitsübungen geht es darum, das Hier und Jetzt ohne Bewertung wahrzunehmen und dadurch Abstand zu gewinnen. Du kannst zum Beispiel deine Umgebung gedanklich fotografieren: Schließe dafür die Augen und bewege dich durch den Raum oder die Landschaft. Öffne die Augen dann wieder für einen kurzen Augenblick und stell dir vor, eine Momentaufnahme wie mit einer Kamera zu machen. Schließe die Augen wieder und fokussiere dich ganz auf das, was du fotografiert hast.

- Bei der **progressiven Muskelentspannung** geht es um bewusstes Anspannen und darauffolgendes Entspannen einzelner Muskelgruppen. Die Methode führt zu einer besseren Wahrnehmung des Körpers, reduziert psychische und körperliche Unruhe und verhilft zu mehr Ausgeglichenheit.

Im Internet findest du viele Übungen zum Stressabbau. Wenn du Hilfe bei der Ausführung brauchst oder lieber in der Gruppe übst, kannst du entsprechende Kurse in Yoga- oder Fitnessstudios besuchen. Viele Krankenkassen übernehmen zudem die Kosten für Trainings zu Entspannungstechniken und Stressbewältigung.

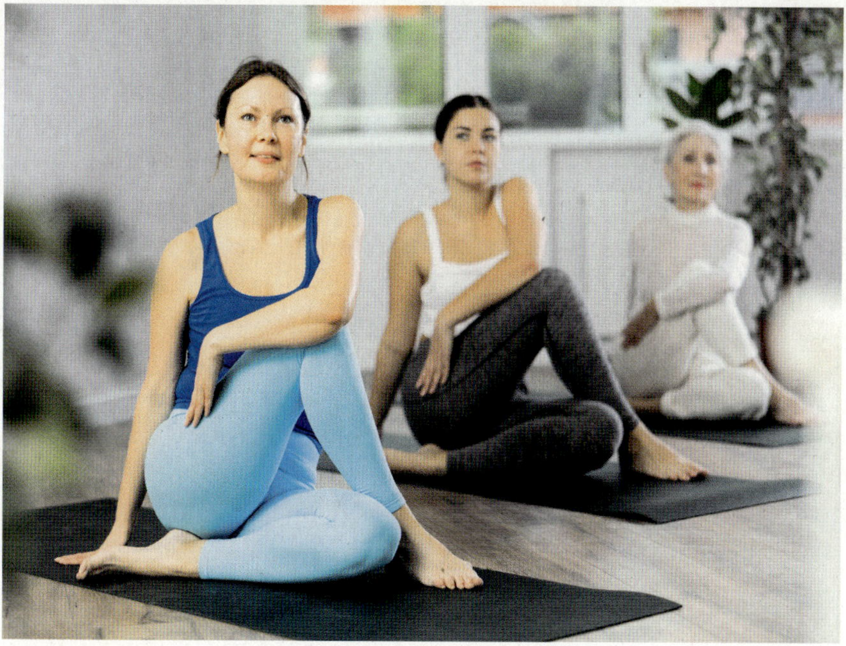

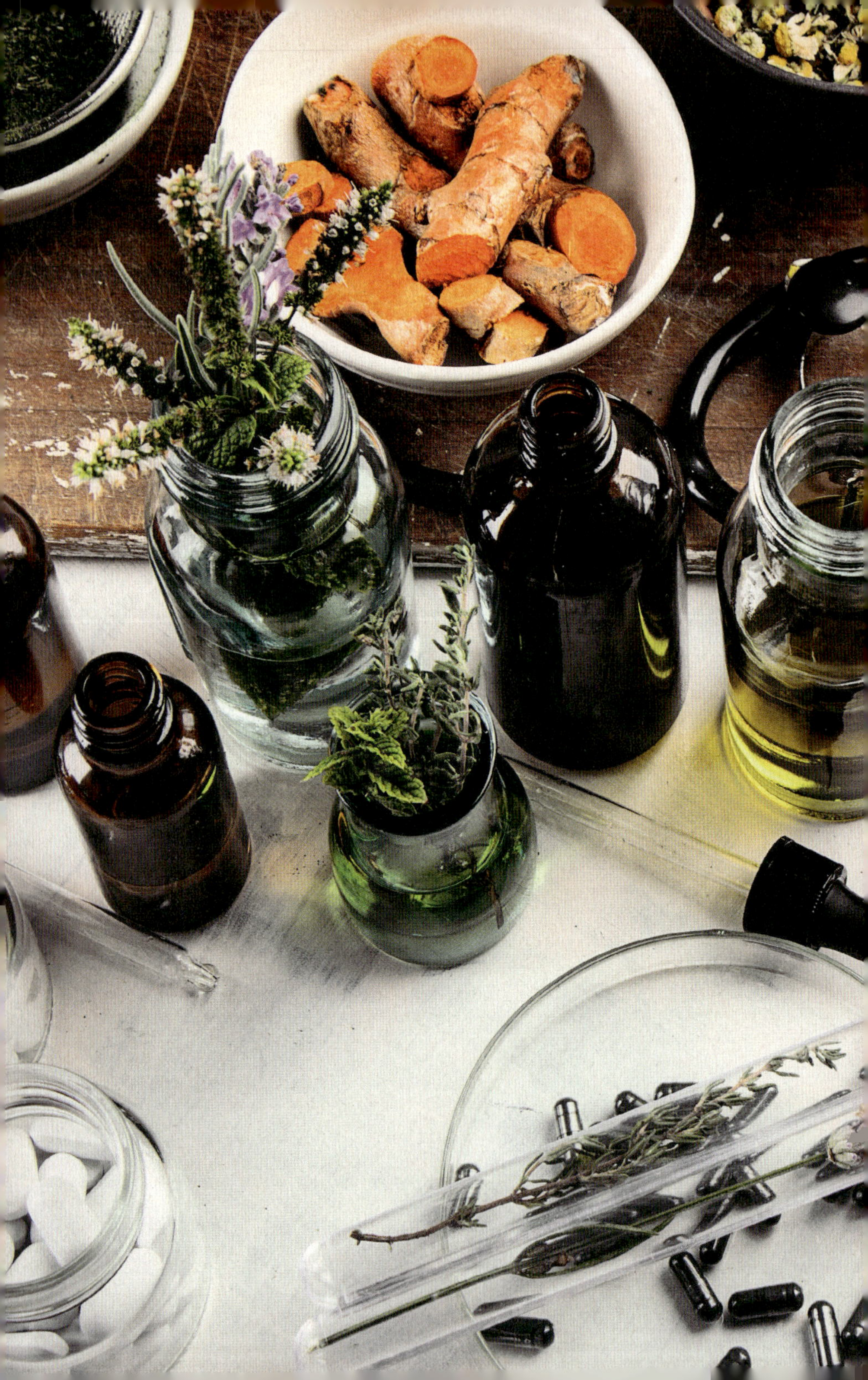

Therapiemöglichkeiten – mit und ohne Hormone

Neben der klassischen Hormonersatztherapie gibt es eine Reihe weiterer therapeutischer Ansätze, Wechseljahressymptome zu lindern und das hormonelle Gleichgewicht wiederherzustellen. In diesem Kapitel erhältst du einen Einblick in die Möglichkeiten und Grenzen der Hormonersatztherapie, erfährst welches Potenzial Heilpflanzen bieten, wo die Traditionelle Chinesische Medizin (TCM) ansetzt und auf welche Unterstützung du jenseits der Arztpraxen bauen kannst.

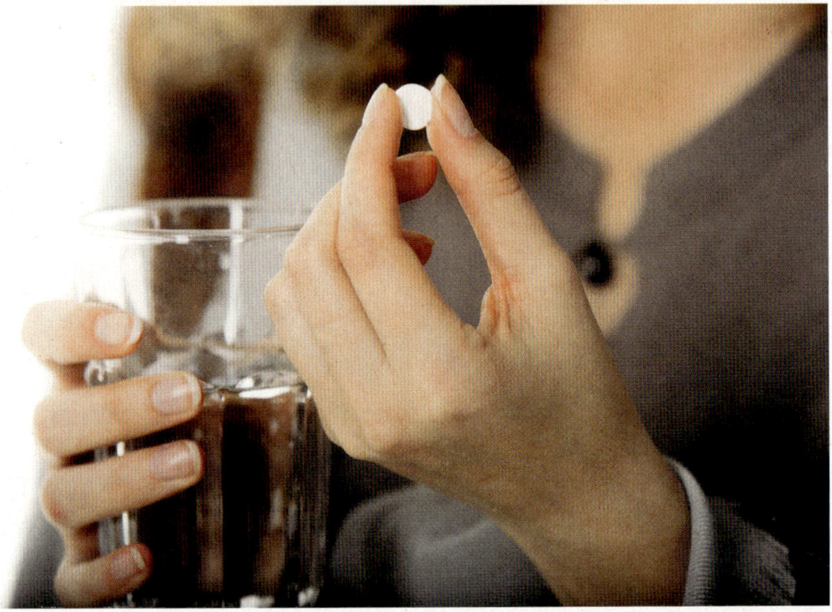

Hormonersatztherapie – hilfreich oder gefährlich?

Ob eine Hormonersatztherapie (HRT oder HET) für dich die richtige Wahl ist, entscheidet letzten Endes dein Arzt oder deine Ärztin mit dir zusammen.

Aber natürlich kannst du dich schon vorher informieren und dir Gedanken machen, ob du Hormone zur Verbesserung schwerer Wechseljahressymptome einnehmen oder lieber zunächst auf schonendere Mittel und Methoden zurückgreifen möchtest.

Hormone oder sanftere Mittel?

Eine Hormontherapie ist auf jeden Fall ein größerer Eingriff in deinen Stoffwechsel, als es durch Ernährung oder frei erhältliche pflanzliche Wirkstoffe geschieht. Überlege daher, welche Symptome deine Lebensqualität wirklich einschränken und ob sie sich nicht mit anderen Mitteln beeinflussen lassen. Manche Frau bekommt starke Hitzewallungen in den Griff mit dem Verzicht auf Kaffee, einer Ernährungsumstellung oder Sport, andere mit Phytohormonen. Und bei wieder anderen hilft nichts davon, sodass sie sich für eine Hormontherapie entscheiden.

Studien belegen, dass sich Hitzewallungen mit einer Hormonersatztherapie zuverlässig behandeln lassen und depressive Verstimmung, Schlafstörungen, Leistungs- und Gedächtnisstörungen, Knochen- und Gelenkbeschwerden sowie urogenitale Beschwerden zumindest gelindert werden können. Auf eine Gewichtszunahme wirkt sich der Hormonersatz nicht aus.

Berücksichtige, dass Maßnahmen wie Sport und eine angepasste Ernährung zwar aufwändiger sind, als Tabletten zu nehmen, dafür aber eine umfassende positive Gesundheitswirkung haben, die auch nach Ende der Wechseljahresbeschwerden erhalten bleibt.

Ziel einer Hormonersatztherapie im herkömmlichen Sinne ist nicht,

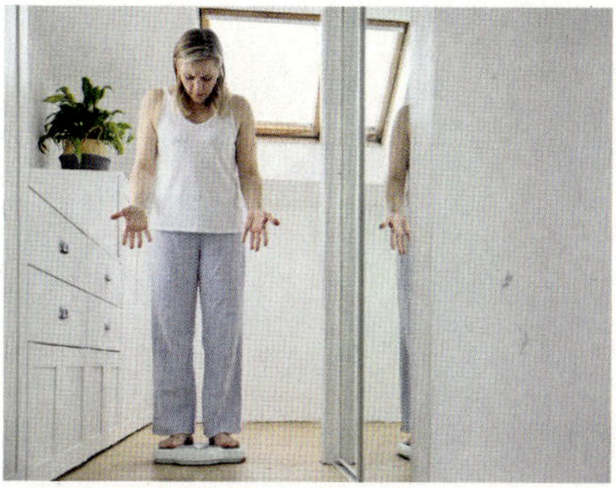

den natürlichen Prozess der Wechseljahre zu verhindern. Sie dient dazu, den Übergang zum niedrigeren Hormonspiegel der Postmenopause leichter zu gestalten, wenn du unter starken und belastenden Symptomen leidest. Es gibt allerdings auch Ansätze, Alterungsprozesse durch eine dauerhafte Hormongabe zu verlangsamen. Nutzen und Risiken einer solchen Anti-Aging-Therapie sind allerdings noch nicht ausreichend erforscht.

Die Geschichte der Hormonersatztherapie

Die Behandlung mit Hormonen zur Linderung von Wechseljahresbeschwerden hat eine wechselvolle Geschichte. Seit Ende der 1960er Jahre werden Östrogene eingesetzt, die damals aus dem Urin trächtiger Stuten gewonnen wurden.

Nachdem vermehrt Fälle von Gebärmutterkrebs aufgetreten waren, wurde gegen Ende der 1970er Jahre eine kombinierte Behandlung mit synthetischem Gestagen eingeführt, die sich als Standardbehandlung weit verbreitete.

Anfang der 2000er Jahre wurden die Ergebnisse einer umfangreichen Gesundheitsstudie der Women's Health Initiative (WHI)* veröffentlicht, die sowohl bei einer Kombitherapie mit Östrogen und Gestagen als auch bei einer reinen Östrogentherapie ein erhöhtes Risiko für Herzinfarkte, Brustkrebs, Schlaganfälle und Thrombosen zeigte. Die Verschreibungen der Hormonersatztherapie gingen daraufhin stark zurück. Später zeigte sich jedoch, dass die Studie Schwächen hatte, sodass eine Neubewertung** erfolgte.

Seitdem wurden zum einen **bioidentische** Hormone entwickelt, als auch die Darreichung teilweise verändert mit Wirkstoffaufnahme über die Haut, um die Risiken zu reduzieren.

* https://www.gesundheit.uni-hamburg.de/pdfs/whi.pdf

** https://www.aerzteblatt.de/archiv/32429/Hormonersatztherapie-Das-Ende-einer-Legende

Hormonersatz in welcher Form?

Ob eine Hormonersatztherapie das Richtige für dich ist, lässt sich nicht ganz objektiv entscheiden, denn leider ist nur eine wenig aussagekräftige Momentaufnahme des Hormonspiegels möglich. Das Problem sind die schwankenden Werte, die eine passende Dosierung erschweren – selbst nach mehrmaligen Blutproben. Daher ist eine **Bestimmung des Hormonspiegels** allein nicht ausreichend als Grundlage für die Entscheidung. Das Für und Wider sollte sich vor allem an deinen Beschwerden orientieren. Eine individuelle Abwägung von Nutzen und Risiken in einem ausführlichen Beratungsgespräch ist dafür unbedingt notwendig.

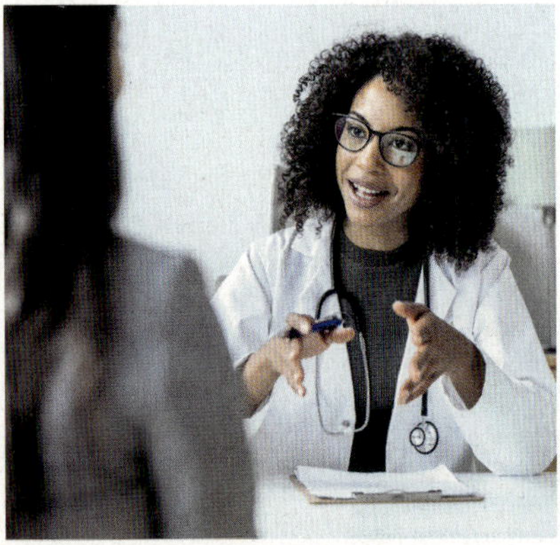

Synthetische Hormone sind inzwischen in den meisten Fällen durch bioidentische Hormone ersetzt worden, die der chemischen Struktur der körpereigenen Hormone vollständig entsprechen und daher die gleiche Wirkung besitzen.

In den meisten Fällen wird eine Kombination von Östrogen und Gestagen verschrieben, da Östrogen allein das Risiko für Gebärmutterkrebs erhöht.

Generell wird eine **möglichst geringe Dosierung** empfohlen, um mögliche Nebenwirkungen zu minimieren. Die Dosierung richtet sich dabei unter anderem nach den individuellen Beschwerden.

Auch die Dauer der Therapie hat Einfluss auf mögliche Risiken. Eine Anwendung von bis zu fünf Jahren wird als weitestgehend risikofrei bewertet. Die Hormongabe wird durch langsames „Ausschleichen", also eine Verringerung der Dosis über einen Zeitraum von etwa 2 bis 3 Monaten, beendet.

Einfluss auf die Wirksamkeit und die Risiken einer Hormonersatztherapie hat auch deren **Darreichungsform,** die als Tabletten eingenommen oder über die Haut, zum Beispiel in Form eines Pflasters,

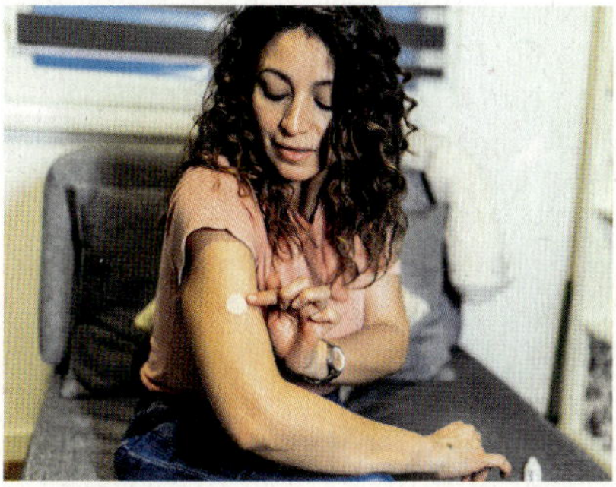

verabreicht werden können. Leidet eine Frau etwa unter einer vaginalen Atrophie, wirkt eine lokale Hormongabe etwa mit Zäpfchen, direkt vor Ort und umgeht die Verstoffwechselung über die Leber. Dadurch ist eine geringere Dosierung möglich. Zudem wurde beobachtet, dass transdermale Hormongaben, anders als bei oraler Aufnahme, das Thromboserisiko nicht erhöhen.

Sprich mit deinem Arzt oder deiner Ärztin am besten über folgende Punkte:

- deine Beschwerden
- bioidentische Hormone
- Östrogen-Gestagen-Kombitherapie
- die Dosierung
- die Dauer der Therapie
- die Art der Anwendung (oral oder transdermal)

Heilkräuter – Wechseljahres-beschwerden natürlich begegnen

Vor allem bei leichten bis mäßigen Beschwerden können Heilkräuter ein probates Mittel sein, um Wechseljahressymptome sanft und nebenwirkungsarm zu lindern. Zwar wachsen einige der folgenden Pflanzen in fast jedem Garten oder am Wegesrand und lassen sich ganz einfach sammeln und beispielsweise zu einem Tee oder einer Tinktur verarbeiten. Allerdings eignen sich nicht alle dafür: Entweder weil die Inhaltsstoffe nicht wasserlöslich sind, weil eine höhere Dosierung erfolgversprechender ist oder weil nur über geprüfte Präparate ein verlässlicher Wirkstoffgehalt garantiert werden kann.

Wenn du unter Vorerkrankungen, insbesondere einer hormonabhängigen Krebserkrankung leidest und/oder dauerhaft Medikamente einnimmst, hole vor einer Selbstmedikation mit naturheilkundlichen Präparaten unbedingt ärztlichen Rat ein, um ungewollte Nebenwirkungen zu vermeiden.

Salbei (Salvia officinalis) –

BEWÄHRTER KLASSIKER BEI HITZEWALLUNGEN

Wirkung

Als Küchen- und Heilpflanze bei Erkältungskrankheiten ist Salbei vielen ein Begriff. Weit weniger bekannt dürfte seine Wirksamkeit gegen übermäßiges Schwitzen sein, die du dir beim Auftreten von Hitzewallungen zunutze machen kannst. Darüber hinaus wird dem würzigen Kraut eine ausgleichende Wirkung auf neurologische Prozesse zugeschrieben, weshalb Salbei auch bei Stimmungsschwankungen und Konzentrationsproblemen in den Wechseljahren ein wohltuender Helfer sein kann.

Anwendung

Besonders einfach und preiswert lässt sich Salbei als Teeaufguss anwenden. Übergieße jeweils ein bis zwei Teelöffel grob zerkleinerte Blätter mit 250 Millilitern heißem Wasser und lass den Aufguss für circa 10 Minuten abgedeckt ziehen, ehe du ihn durch ein Sieb abgießt. Genieße den Tee bis zu dreimal täglich. Gegen nächtliches Schwitzen

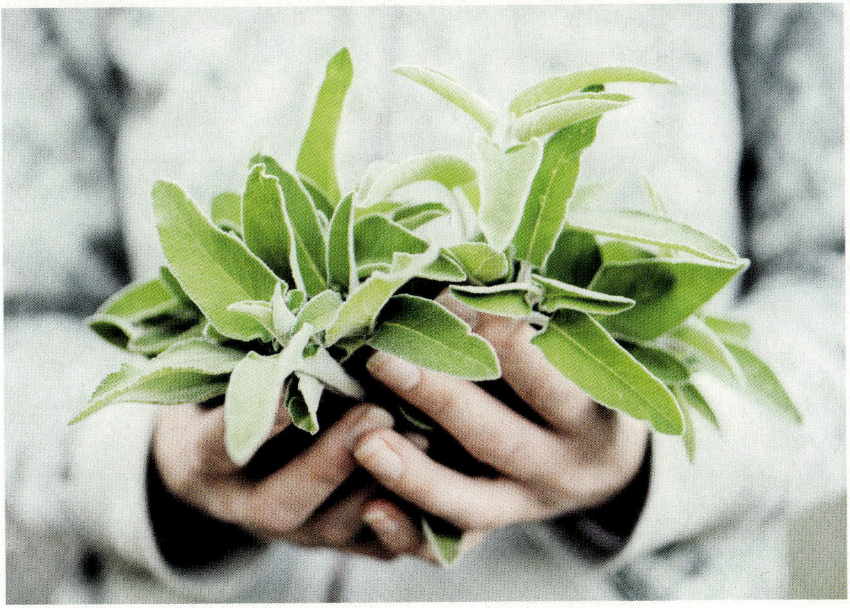

empfiehlt es sich, einen abgekühlten Aufguss einige Zeit vor dem Schlafengehen zu trinken. Etwas höher konzentriert sind die Wirkstoffe in Salbeiextrakt enthalten.

Nebenwirkungen

Häufig wird von einer dauerhaften Anwendung von Salbei abgeraten. Neuere Forschung spricht sich dafür aus. Lass dich im Zweifel vor einer Dauermedikation ärztlich beraten. Bei Überschreiten der empfohlenen Tagesdosis kann das enthaltene ätherische Thujon leicht toxisch wirken und zu Schweißausbrüchen, Krämpfen, Übelkeit und Herzrhythmusstörungen führen.

Traubensilberkerze (Actaea racemosa) – ALLROUNDER BEI ZAHLREICHEN BESCHWERDEN

Wirkung

Die traditionelle Heilpflanze erfreut sich in der naturmedizinischen Behandlung von Wechseljahresbeschwerden (wieder) zunehmender Beliebtheit. Nachdem sie lange als Phytohormon eingestuft wurde, ist aufgrund jüngerer Forschung von

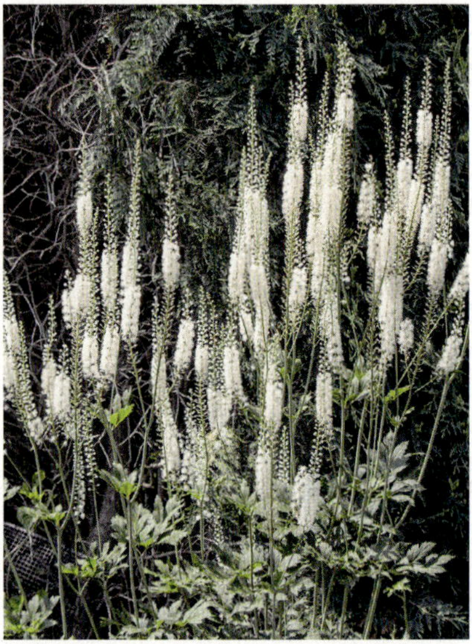

einer hormonunabhängigen Wirkung auf das zentrale Nervensystem auszugehen. Die Inhaltsstoffe der Traubensilberkerze helfen bei typischen körperlichen Beschwerden. Aber auch bei psychischen Begleiterscheinungen des Wechsels wird ihnen eine positive Wirkung zugeschrieben.

Die Einnahme empfiehlt sich bei folgenden Symptomen:

- Hitzewallungen
- Schweißausbrüchen
- Schlafstörungen
- Stimmungsschwankungen
- Reizbarkeit
- depressiven Verstimmungen

Studien zeigen zudem, dass sich die Wirkstoffe der Traubensilberkerze positiv auf die Knochendichte auswirken* und somit auch das Osteoporose-Risiko senken können.

Anwendung

Die Wirkstoffe der Traubensilberkerze werden aus dem getrockneten Wurzelstock der Pflanze gewonnen und sind als Tabletten, Kapseln und Tropfen erhältlich. Die Wirkung baut sich erst allmählich auf, weshalb eine mindestens vierwöchige Einnahme erforderlich ist.

Nebenwirkungen

In einigen Quellen wird bei Patientinnen mit hormonabhängigen Tumoren von der Traubensilberkerze abgeraten. Sprich im Zweifel mit deinem behandelnden Arzt oder deiner Ärztin. In seltenen Fällen können allergische Reaktionen in Form von Magen-Darm-Beschwerden und Ausschlägen auftreten. Bei einigen Frauen aufgetretene Leberschäden konnten nicht eindeutig mit dem Wirkstoff in Verbindung gebracht werden.

* https://www.phytodoc.de/heilpflanzen/traubensilberkerze

Mönchspfeffer (Vitex agnus-castus) –

BRINGT RUHE IN DEN HORMONSPIEGEL

Wirkung

Mönchspfeffer gehört zu den bekanntesten Kräutern in der Frauenheilkunde und wird auch bereits vor den Wechseljahren bei Menstruationsbeschwerden empfohlen. In der Zeit des Wechsels eignet er sich als natürliches Gegenmittel bei einer relativen Östrogendominanz beziehungsweise einem Progesterondefizit. Die Inhaltsstoffe des Mönchspfeffers helfen, den aus dem Tritt geratenen Hormonspiegel wieder ins Gleichgewicht zu bringen und versprechen bei folgenden Beschwerden Linderung:

- Hitzewallungen
- Stimmungsschwankungen
- Schlafstörungen
- unregelmäßige Menstruationszyklen
- unangenehme Spannungsgefühle in den Brüsten

Anwendung

Zwar lässt sich Mönchspfeffer auch im eigenen Garten kultivieren und zum Beispiel als Tee zubereiten oder als Pfefferalternative über das eine oder andere Gericht streuen. Jedoch sind einige Wirkstoffe nicht wasserlöslich, sodass es sich zu therapeutischen Zwecken empfiehlt, auf Mönchspfefferpräparate aus der Apotheke zurückzugreifen. Um die gewünschte Wirkung zu erzielen, bedarf es einer regelmäßigen Einnahme über einen Zeitraum von mehreren Wochen.

Nebenwirkungen

Nebenwirkungen können in Form von Unverträglichkeiten wie Hautreizungen und -ausschlägen, geschwollenen Brüsten, Gewichtszunahme, Kopfschmerzen und Magen-Darmbeschwerden auftreten. Bei bestehenden Vorerkrankungen, insbesondere bei östrogenabhängigen Krebserkrankungen, sollte Mönchspfeffer nur unter ärztlicher Betreuung eingenommen werden.

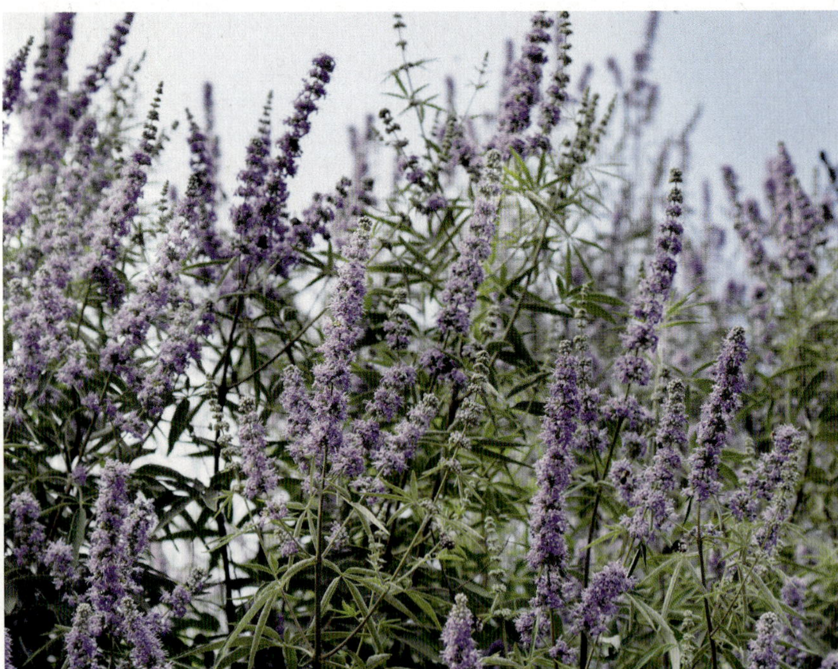

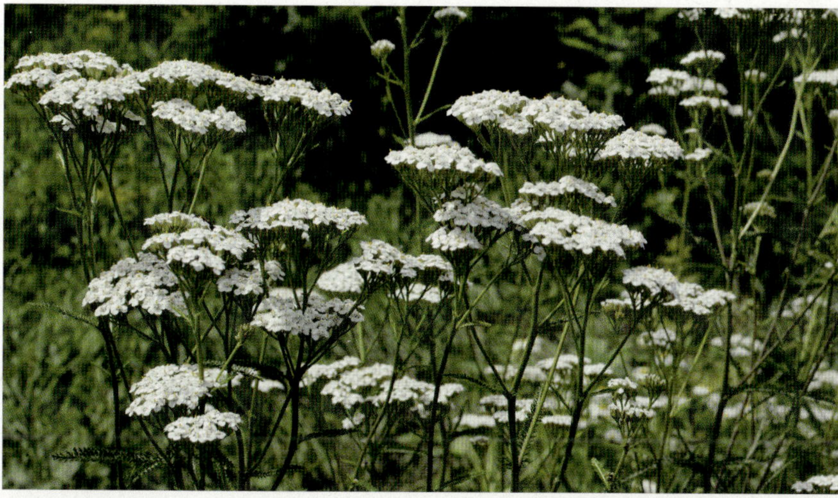

Schafgarbe (Achillea millefolium) –

HILFT BEI TURBULENZEN IM ZYKLUS

Wirkung

Die Schafgarbe hilft, Ungleichgewichte zu beseitigen. Das macht sie zu einer idealen Begleiterin in den Wechseljahren. Ihre Wirkstoffe helfen, Zyklusschwankungen in den Griff zu bekommen, haben sich aber auch bei Schlafproblemen, Stress und innerer Unruhe bewährt.

Anwendung

Zu Heilzwecken lässt sich ein Schafgarbentee zubereiten. Dazu ein bis zwei Teelöffel frisches oder getrocknetes Schafgarbenkraut mit 250 Milliliter kochendem Wasser übergießen und für 5 bis 10 Minuten abgedeckt ziehen lassen. Die Dosis sollte drei Tassen am Tag nicht übersteigen und kurmäßig nicht länger als vier Wochen eingenommen werden. Auch eine Schafgarbentinktur oder ein Ölauszug versprechen Linderung und lassen sich leicht selbst herstellen. Alternativ erhältst du Kapseln mit Schafgarbenextrakt oder eine gebrauchsfertige Tinktur in der Apotheke.

Nebenwirkungen

Bei einigen Menschen kann die Anwendung von Schafgarbe allergische Reaktionen hervorrufen.

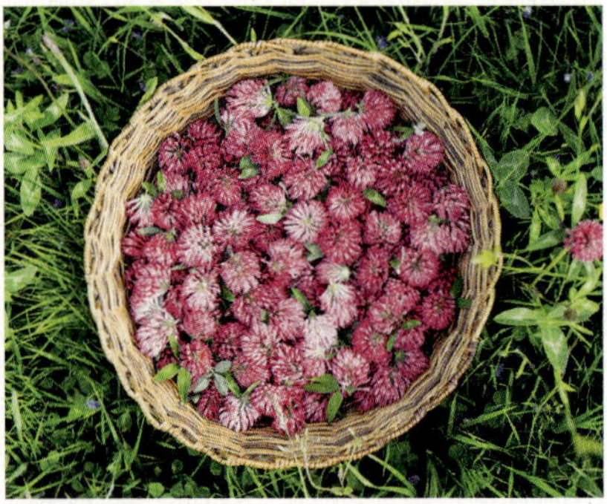

Rotklee (Trifolium pratense) – GLEICHT ÖSTROGENMANGEL UND -ÜBERSCHUSS AUS

Wirkung

Die dicken, runden Blütenköpfe des Rotklees enthalten vor allem Phytoöstrogene (siehe S. 122), welche nicht nur einen Östrogenmangel, sondern auch einen Überschuss des Hormons abmildern können. Bei folgenden Beschwerden ist Rotklee ein geeignetes Naturheilmittel:

- Hitzewallungen
- Schlafprobleme
- Konzentrationsstörungen
- trockene Schleimhäute
- Stimmungsschwankungen
- Herzrhythmusstörungen
- Kreislaufprobleme
- Osteoporose

Anwendung

Die heilsamen Wirkstoffe des Rotklees kannst du dir auf verschiedene Weise zunutze machen. Für einen Rotkleetee übergieße vier Teelöffel getrocknete oder sechs Teelöffel frische Blüten mit 250 Milliliter kochendem Wasser und lass den Aufguss 10 Minuten ziehen. Als Tagesdosis sind bis zu vier Tassen zu empfehlen. In konzentrierter Form sind die Wirkstoffe des Rotklees auch als Kapseln erhältlich.

Nebenwirkungen

Rotklee gilt als sehr gut verträglich. Nebenwirkungen treten eher selten auf, etwa in Form von Gelenk-, Muskel- und Kopfschmerzen sowie Magen-Darmproblemen. Aufgrund der enthaltenen Phytoöstrogene ist die Anwendung bei Frauen mit hormonsensitiven Tumorerkrankungen umstritten. Neuere Forschung deutet aber daraufhin, dass die Inhaltsstoffe des Rotklees das Krebsrisiko nicht erhöhen und sogar im Gegenteil die negativen Begleiterscheinungen der Krebstherapie abmildern können*.

* https://www.thieme-connect.com/products/ejournals/abstract/10.1055/a-1496-9819?

Frauenmantel (Alchemilla vulgaris) –

HILFREICH BEI PROGESTERONMANGEL

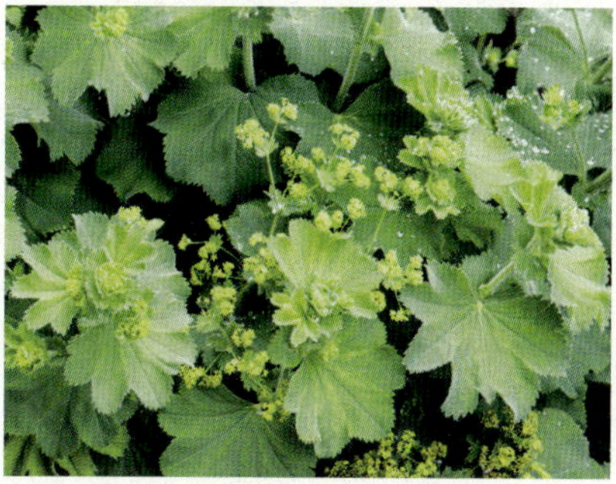

Wirkung

Frauenmantel gehört zu den wichtigsten Heilkräutern für Frauen und ist bei zahlreichen Frauenleiden hilfreich. Die Pflanze enthält Inhaltsstoffe, die dem weiblichen Sexualhormon Progesteron ähneln, weshalb es insbesondere die typischen Symptome eines Progesteronmangels in der Prä- und Perimenopause zu lindern vermag:

- schmerzempfindliche, spannende Brüste
- Schlafstörungen
- Stimmungsschwankungen
- Wassereinlagerungen
- Zyklusprobleme

Anwendung

Vom Frauenmantel wird das gesamte blühende Kraut verwendet. Anwenden kannst du ihn unter anderem als Teeaufguss (bis zu vier Tassen täglich): Einen Esslöffel getrocknetes Frauenmantelkraut in eine Tasse geben und mit 250 Millilitern kochendem Wasser übergießen. Abgedeckt für 10 Minuten ziehen lassen. Anschließend abseihen und warm genießen.

Bei Menstruationsbeschwerden ist auch ein Sitzbad mit Frauenmantelsud hilfreich: 100 Gramm Frauenmantelkraut mit zwei Liter kochendem Wasser übergießen. Nach 15 Minuten Ziehzeit abseihen und dem Badewasser hinzufügen.

Nebenwirkungen

Bei empfindlicher Verdauung können die im Frauenmantel enthaltenen Gerbstoffe bei innerlicher Anwendung Magenbeschwerden und Übelkeit verursachen. Zudem können sie die Aufnahme von Medikamenten über den Darm beeinträchtigen.

Heilkräftige Tinktur selber machen

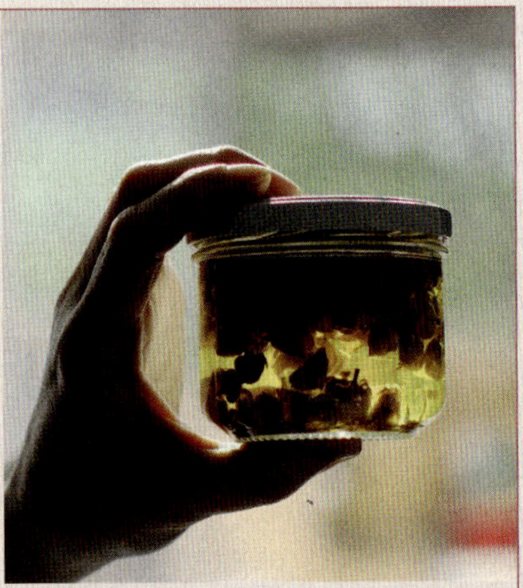

Bei einer selbst gemachten Tinktur weißt du nie genau, welche Wirkstoffe sich in der Trägersubstanz gelöst haben und in welcher Dosierung sie vorliegen. Deshalb eignet sich diese DIY-Variante nur, wenn du bereit bist, dich mit der Wirkungsweise der Kräuter zu beschäftigen beziehungsweise bereits über ein Kräutergrundwissen verfügst.

Benötigte Utensilien:

- **eine ausreichende Menge Kräuter deiner Wahl**
- **Alkohol mit einer Konzentration von mindestens 40 Volumenprozent oder Apfelessig**
- **ein Ansatzgefäß (beispielsweise ein leeres Schraubglas)**
- **ein Passiertuch oder Teefilter zum Abseihen der fertigen Tinktur**
- **kleine Braunglasflaschen zur Aufbewahrung**

Bei Blüten und dünnen Blättern genügt ein Alkoholgehalt von 40 Volumenprozent, bei festeren Blättern, Kräutern und Früchten empfiehlt es sich, etwa 60 Volumenprozent zu verwenden, für Tinkturen mit Wurzeln und Rinden werden 90 Volumenprozent benötigt.

Vorbereitung:

- **Arbeitsutensilien keimfrei machen.**
- **Kräuter säubern und grob zerkleinern.**

Herstellung der Tinktur:

1. Kräuter in das Ansatzgefäß füllen und vollständig mit Alkohol bedecken.
2. Tinktur an einem dunklen Ort für vier bis sechs Wochen reifen lassen.
3. Regelmäßig kurz aufschütteln und darauf achten, dass alle Pflanzenteile stets mit Flüssigkeit bedeckt sind.
4. Die Pflanzenteile mithilfe eines Filters entfernen und die fertige Tinktur abfüllen.

Alkoholfreie Alternative mit Apfelessig:

1. Essig in einen Topf geben, kurz aufkochen und abkühlen lassen.
2. Anschließend wie oben verfahren.

Dosierung:

Die Standarddosierung beträgt bis zu dreimal täglich 10 bis 30 Tropfen über einen Zeitraum von maximal 6 Wochen. Die Tinktur kann pur oder verdünnt in einem Glas Wasser oder Tee eingenommen werden.

Eine Vorstellung aller Heilkräuter, die in den Wechseljahren hilfreich sein können, würde den Rahmen dieses Buches sprengen. Lass dich deshalb gerne inspirieren und informiere dich in Sachbüchern, auf seriösen Internetseiten oder bei ausgebildeten Kräuterkundigen über weitere nützliche Helfer aus der Natur. Auch verschiedene Pilze eignen sich übrigens als Naturheilmittel in der Phase des Wechsels.

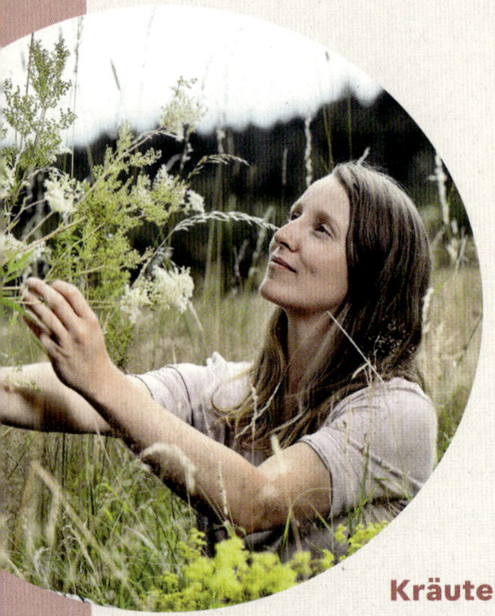

Tipps von der Kräuterexpertin

GERDA HOLZMANN,
Diplom-Wildkräuterguide,
Biologin und Autorin
www.gruen-kraft.at

Kräuter sind Frauensache

Man kann fast behaupten, die Kräuterkunde liegt im weiblichen Urinstinkt. Vorwiegend fühlen sich Frauen zur Kräuterkunde hingezogen – sowohl in der Anwendung als auch in der Vermittlung dieses Wissens. Frauen sind seit Urzeiten mit den Pflanzen verbunden.

Schaut man zu den traditionellen Jäger- und Sammlervölkern, waren es in solchen sozialen Strukturen die Frauen, die wilde Kräuter als Nahrungs- und Heilmittel sammelten und verarbeiteten. Das war auch nach dem Sesshaftwerden der Menschheit so. Frauen säten, pflegten und ernteten die Früchte des Gartens, darunter selbstverständlich auch Heilkräuter. Auch bei den späteren mitteleuropäischen Kulturen, wie den Germanen oder Kelten, war es die Herrin des Hauses, welche mit ihrem Pflanzenwissen für das Wohl von Mensch und Tier sorgte. Frauen haben über Jahrtausende hinweg intensiv mit Pflanzen gelebt und gearbeitet, diese Verbindung liegt ihnen bis heute im Blut.

Kräuter von Frauen für Frauen

Die „Weisen Frauen" waren hoch verehrte Kräuterkundige. Sie waren zugleich Ratgeberin, Ärztin, Hebamme und Apothekerin. Bei jeglichen Leiden wurden sie um Hilfe gerufen. So auch zur Unterstützung bei Geburten und im Wochenbett, wenn der Kindersegen ausblieb oder gewiss auch zur Empfängnisverhütung. Dieses angewandte und hauptsächlich mündlich überlieferte Wissen wurde im Zuge der Hexenverfolgung ab dem 15. Jahrhundert stark dezimiert, jedoch glücklicherweise nicht zur Gänze ausgelöscht. In den mittelalterlichen Kräuterbüchern sind Pflanzenanwendungen in der Frauenheilkunde für die Nachwelt festgehalten. Heilkräuter wie die Schafgarbe und der Frauenmantel haben seit vielen Jahrhunderten ihren Platz in der Frauenheilkunde und gewinnen erfreulicherweise nach und nach weiterhin an Bedeutung.

Was macht Kräuter zu Frauenkräutern?

Der wohl stärkste Fokus von Frauenkräutern liegt, geschichtlich gesehen, in der Unterstützung von Fruchtbarkeit, Menstruationsbeschwerden, Geburt, Wochenbett und Stillzeit. Überliefert sind Pflanzen, die den Blutfluss hemmen oder anregen, krampflösende sowie geburtserleichternde, aphrodisierende und hormonregulierende Kräuter.

Pflanzenbegleiter für die Wechseljahre

In den Wechseljahren nimmt die hormonelle Versorgung mit Hormonen wie Östrogen und Progesteron innerhalb weniger Jahre drastisch ab. In vielen Fällen geht dies mit Symptomen wie Hitzewallungen, Schlafstörungen, Veränderungen der Vaginalschleimhaut, Verdauungsbeschwerden, Nervosität und Stimmungsschwankungen bis hin zu Depressionen einher. Bei leichten Symptomen kann die Pflanzenheilkunde Abhilfe schaffen. In manchen Pflanzen konnte mittlerweile ein Gehalt an „Phytohormonen“, also Pflanzeninhaltsstoffe mit hormonartiger Wirkung, nachgewiesen werden. Darunter sind auch östrogenartige Inhaltsstoffe, welche unter anderem unerwünschte Symptome durch den sinkenden Östrogenspiegel in den Wechseljahren abmildern können. Zu ihnen zählen Rotklee und Traubensilberkerze. Auch Mönchspfeffer und Frauenmantel gelten als hormonregulierend.

Salbei ist bekannt dafür, übermäßige Schweißbildung zu hemmen, dazu sollte der Tee am besten kalt getrunken werden. Die Schafgarbe wird für ihre blutstillende und krampflösende Wirkung geschätzt. Zudem vermag sie Verdauungsbeschwerden zu lindern.

Keine Frau ist wie die andere

Um unerwünschten Symptomen wirksam mit Pflanzenheilkunde zu begegnen, ist es unerlässlich, die eigenen körperlichen Bedürfnisse und Voraussetzungen gut zu kennen. Heilkräuter sind, richtig angewendet, gut verträglich, aber nicht gänzlich nebenwirkungsfrei. Nicht jede Frau reagiert gleich auf Pflanzenanwendungen. Darum ist auch bei Beschwerden in den Wechseljahren eine professionelle und individuelle Begleitung, etwa durch kräuterkundige Apotheken, Ärztinnen und Heilpraktiker empfehlenswert.

Traditionelle Chinesische Medizin – altbewährte Alternative

Die Traditionelle Chinesische Medizin (TCM) fußt auf der Yin-Yang-Theorie, welche besagt, dass alle Körperbereiche, darunter Organe und Körperflüssigkeiten dem Gegensatzpaar Yin und Yang zugeordnet werden können. Gesund sind wir dann, wenn sich die Gegensätze im Gleichgewicht befinden. In den Wechseljahren gerät dieses Gleichgewicht durch die hormonellen Veränderungen ins Wanken. Um es wiederherzustellen, setzt die traditionelle chinesische Heilkunde auf Kräuterrezepturen, Akupunktur, Bewegung sowie eine Anpassung der Ernährung auf die neuen Bedürfnisse des Körpers.

Wenn du bei anderen Anlaufstellen bisher keine für dich zufriedenstellende Hilfe gefunden hast, kann eine TCM-Praxis eine sinnvolle Alternative sein. Die meisten gesetzlichen Krankenkassen übernehmen allerdings nicht oder nur eingeschränkt die Kosten für die Therapiemaßnahmen der TCM.

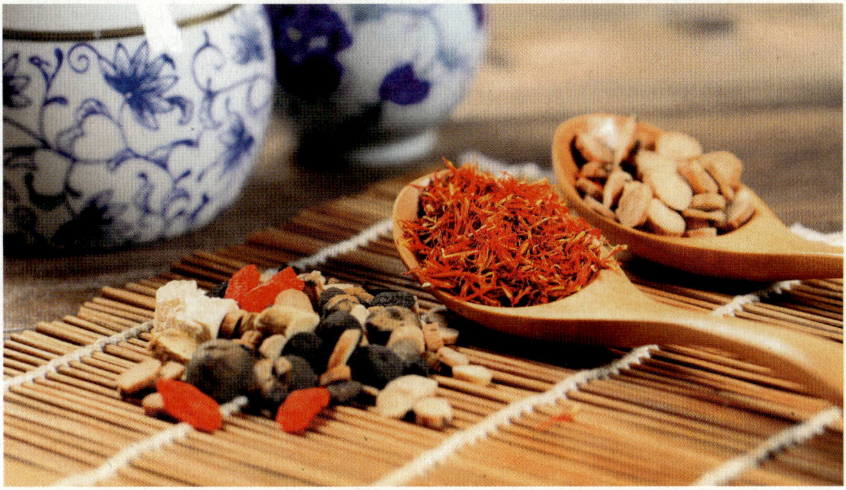

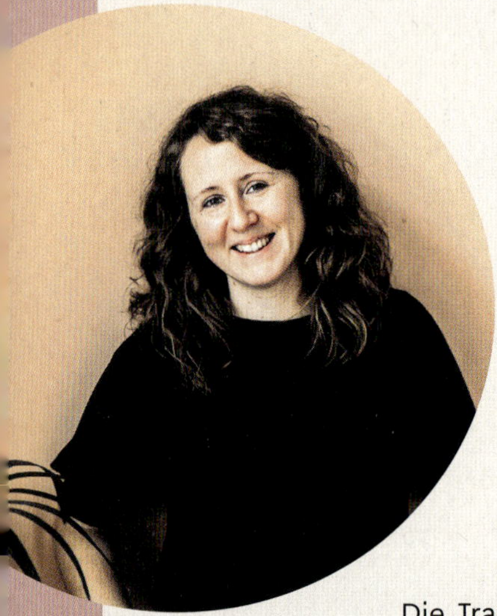

Tipps von der TCM-Ernährungsberaterin

SANDRA LANGSCHWERT,
TCM-Ernährungsberaterin
und Zyklus-Mentorin
www.imzyklus.at

Die Traditionelle Chinesische Medizin (TCM) basiert auf dem Modell von Yin und Yang. Das Yin beschreibt dabei unsere Körpersäfte, wozu auch das Menstruationsblut zählt. Im Laufe unseres Lebens schwindet das Yin, denn es ist das Wachs unserer Lebenskerze. Frauen verbrauchen durch ihre regelmäßige Periode, eventuelle Geburten und Stillzeiten mehr Yin als Männer.

Die Wechseljahre sind aus Sicht der TCM der Übergang von den fruchtbaren Jahren einer Frau hin zu einem neuen Lebensabschnitt – zu einer Zeit, in der es nicht mehr darum geht, fruchtbar zu sein und (theoretisch) Kinder zu bekommen.

Unser Yin ist kostbar und sehr wichtig für unsere ganzheitliche Gesundheit, denn es schmiert, kühlt und befeuchtet unseren Körper. Aus diesem Grund beginnt er bereits mit Ende 30, Anfang 40 am Yin in unserem Menstruationszyklus zu sparen, weil es an anderen Stellen eher gebraucht wird. Er behält das Yin für sich, anstatt es regelmäßig abzugeben – die Wechseljahre beginnen.

Da das Yin unter anderem für die gute Befeuchtung und Kühlung im Körper zuständig ist, treten in den Wechseljahren vermehrt Trockenheits- und Hitzesymptome auf: Hitzewallungen und Schweißausbrüche, Trockenheit der Schleimhäute, Erkrankungen der Haut, Schlafstörungen und vieles mehr. Wir sprechen in diesem Fall von einem Yin-Mangel als Ursache für diese belastenden Symptome.

In der 5-Elemente-Ernährung nach der TCM liegt daher der Fokus bei Beschwerden in den Wechseljahren häufig auf dem Tonisieren und Aufbauen von Yin. Neben einem gesunden, erholsamen Schlaf ist es für das Yin wichtig, unsere Mitte zu stärken. Anders gesagt: die Ernährung typgerecht anzupassen.

Wir arbeiten in der TCM-Ernährung mit der thermischen Wirkung von Lebensmitteln sowie dessen Geschmacksrichtungen. Es gibt wärmende, neutrale oder kühlende Lebensmittel und die Geschmäcker: süß, sauer, bitter, salzig und scharf. Um unser Yin zu bewahren, ist es besonders wichtig, Lebensmittel zu reduzieren, die das Yin „verbrennen". Dazu gehören vor allem scharfe Gewürze (Chili, Pfeffer), heiße Zubereitungsarten (Grillen oder Frittieren), sehr trocknende Lebensmittel (wie Knäckebrot oder Reiswaffeln) und auch der stark bittere Geschmack (Kaffee).

Eine Ernährung, die den Yin-Aufbau unterstützt, orientiert sich an Lebensmitteln mit neutraler und kühlender Thermik sowie dem natur-süßen Geschmack. Sie beinhaltet vorwiegend (Gemüse-)Suppen, Eintöpfe, sanft Gegartes, qualitativ hochwertige kaltgepresste Öle, Kompotte und Mus aus heimischem Obst, Nüsse und Samen sowie ausreichend stilles Wasser. Außerdem werden heimische Kräuter zum Kochen und für Tees in den Alltag integriert, um individuelle Symptome zu lindern.

Jeder Mensch ist ein einzigartiges, komplexes System, und jede Frau erlebt die Wechseljahre anders. Es gibt kein Gesundheitskonzept, das für alle Frauen gleichermaßen wirkt und funktioniert. Ein einfühlsamer Blick auf die individuelle Situation und die unterschiedlichen Herausforderungen ist für mich als Mentorin und Beraterin eine Selbstverständlichkeit. Denn eines steht fest: Die Wechseljahre sind eine Chance für uns Frauen, neu zu erblühen und in unsere Kraft zu kommen.

Wechseljahresberatung – individuelle Antworten auf deine Fragen

Wechseljahresberaterinnen versuchen die Lücke zu schließen, die die klassische Schulmedizin bei der Betreuung von Frauen in den Wechseljahren oft hinterlässt. Dabei werden ausgehend von den individuellen Symptomen verschiedene Aspekte wie Ernährung, Bewegung, Stressmanagement und psychische Unterstützung in den Blick genommen und gemeinsam eine auf die Bedürfnisse der Frau zugeschnittene Lösung erarbeitet.

Im Jahr 2024 befindet sich der Deutsche Verband für Wechseljahresberatung in Gründung. Der Zusammenschluss zahlreicher Beraterinnen verfolgt das Ziel, das Angebot der Wechseljahresberatung bekannter zu machen und eine qualifizierte Beratung für alle Frauen sicherzustellen. Informationen und im besten Fall auch eine Anlaufstelle in deiner Nähe findest du auf frau-im-wechsel.de. Weitere Adressen gibt es im Anhang des Buches auf S. 186.

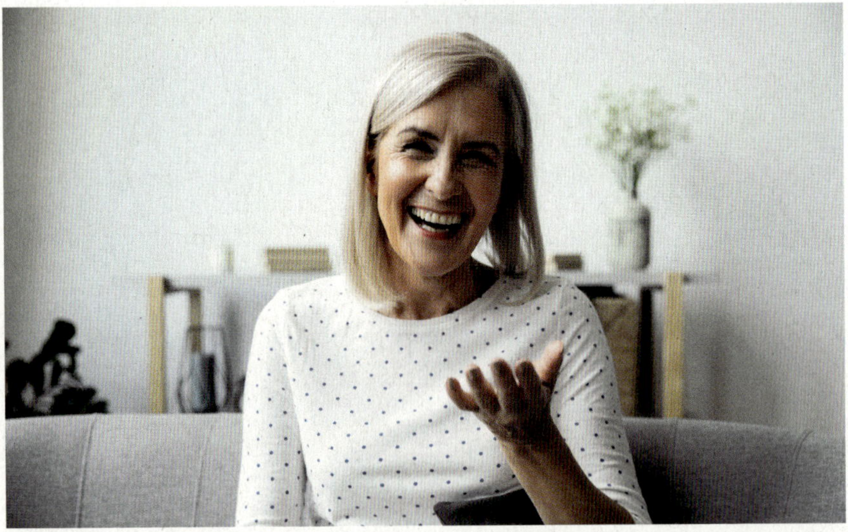

Tipps von der Wechseljahresberaterin

CHRISTINA CALÁ,
Hebamme und Wechseljahresberaterin
www.wechsel-in-balance.de

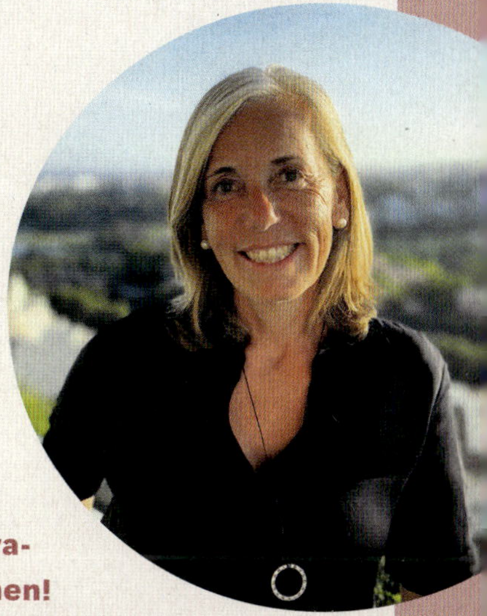

Warum braucht es Wechseljahresberaterinnen? Es gibt doch Frauenärztinnen!

Der Gang zur Frauenärztin ernüchtert viele Frauen mit Wechseljahresbeschwerden. Denn der Praxisalltag erlaubt in der Regel nur ein kleines Zeitfenster für die Patientinnen, und leider müssen selbst Ärztinnen einräumen, dass die Wechseljahre in der ärztlichen Ausbildung lediglich angerissen werden. Für eine individuelle Beratung gibt es also kaum Zeit und auch wenig Wissen in der Arztpraxis. Oftmals endet es für die Frau mit Beschwerden deshalb in der Verschreibung von Hormonen.

Nicht selten haben die Frauen bereits eine lange Odyssee von frustrierenden Arztbesuchen hinter sich, bis sie den Weg zu einer Wechseljahresberaterin finden, wo sie eine ganzheitliche Beratung erhalten und in Ruhe über ihre Symptome sprechen können. Auch wir Wechseljahresberaterinnen haben eine Schweigepflicht, genau wie jede Ärztin, und begleiten die Frauen mit unserer Erfahrung und unserem Fachwissen. Doch zunächst geht es darum zuzuhören, Vertrauen aufzubauen und den Frauen Mut zu machen, dass es vielfältige Strategien gibt, die Wechseljahre positiv zu gestalten und Beschwerden zu lindern. Eine Wechseljahresberaterin erklärt ausführlich die medizinischen Zusammenhänge, eröffnet aber auch einen ganzheitlichen Blickwinkel über die gynäkologischen Beschwerden hinaus und bietet den Frauen Hilfe zur Selbsthilfe jenseits der hormonellen Therapie.

Ich würde mir für die Zukunft wünschen, dass Ärztinnen und Wechseljahresberaterinnen enger zusammenarbeiten, um betroffene Frauen besser und individueller zu versorgen. Ich sehe unsere Arbeit als wunderbare Unterstützung der gynäkologischen Versorgung. Es wäre schön, wenn die Betreuung in der Menopause genauso selbstverständlich wird wie die Hebammenbegleitung in Schwangerschaft, Geburt und Wochenbett.

Welche Unterstützung kann ich von einer Wechseljahresberaterin bekommen?

Seit einigen Jahren sind wir Wechseljahresberaterinnen in Deutschland bei „Frau im Wechsel/BAG" organisiert und gerade auf dem Weg der Vereinsgründung. Wir tauschen uns regelmäßig aus und bilden uns stetig fort. Jede Beraterin bietet ein individuelles Angebot in Begleitung und Beratung.

Ich berate die Frauen in Einzelgesprächen, erkläre die Zusammenhänge und unterstütze sie mit meinem Fachwissen zum Thema Ernährung, Darmgesundheit, Mikronährstoffe, Naturheilkunde und Psychohygiene. Als Beckenbodentrainerin und Yogalehrerin kläre ich sie gleichzeitig zum Thema gesunde Bewegung auf und biete auch Kurse zu diesen Themen an. Ich möchte den Ratsuchenden die Angst vor dem Älterwerden nehmen, die Wechseljahre enttabuisieren und ihnen einen ganzheitlichen Blickwinkel eröffnen.

Ideal wäre es, wenn Frauen sich bereits Anfang 40 bei ihrer Beraterin informieren und nicht erst kommen, wenn sie schon unter zahlreichen Beschwerden, wie zum Beispiel Schlafstörungen, Hitzewallungen, Gewichtszunahme, nachlassender Libido und depressiven Verstimmungen leiden. Die Menopause bietet auch immer eine Chance, die eigenen Bedürfnisse zu erkennen und für diese auch einzutreten.

Hormon-Coaching – hormonelle Balance ohne Hormonersatztherapie

Der Name lässt es bereits vermuten: Beim Hormon-Coaching liegt der Fokus auf der Regulation und Optimierung des Zusammenspiels der Hormone, die – wie die vergangenen Kapitel gezeigt haben – an nahezu allen körperlichen Prozessen beteiligt sind. Entsprechend ist ein Hormon-Coaching nicht nur für Frauen in den Wechseljahren interessant, sondern auch für andere Betroffene, deren Hormonhaushalt aus dem Gleichgewicht geraten sein könnte.

Zu Beginn des Hormon-Coachings wird ein individuelles Hormonprofil erstellt, auf dessen Basis sich hormonelle Ungleichgewichte identifizieren lassen. Durch gezielte Maßnahmen wie Ernährungsumstellungen, Bewegung und Phytotherapie sollen dann die Hormone wieder ins Gleichgewicht gebracht und mögliche Beschwerden gelindert werden.

Anlaufstellen für ein Hormon-Coaching findest du im Anhang des Buches auf S. 186.

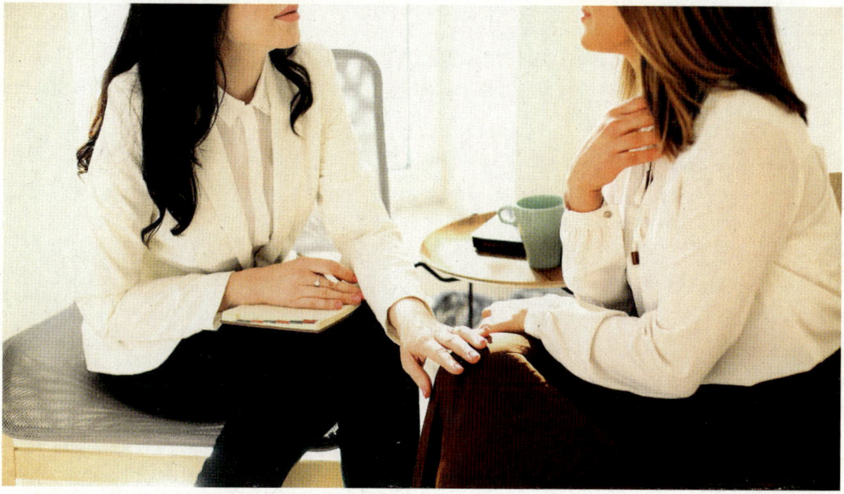

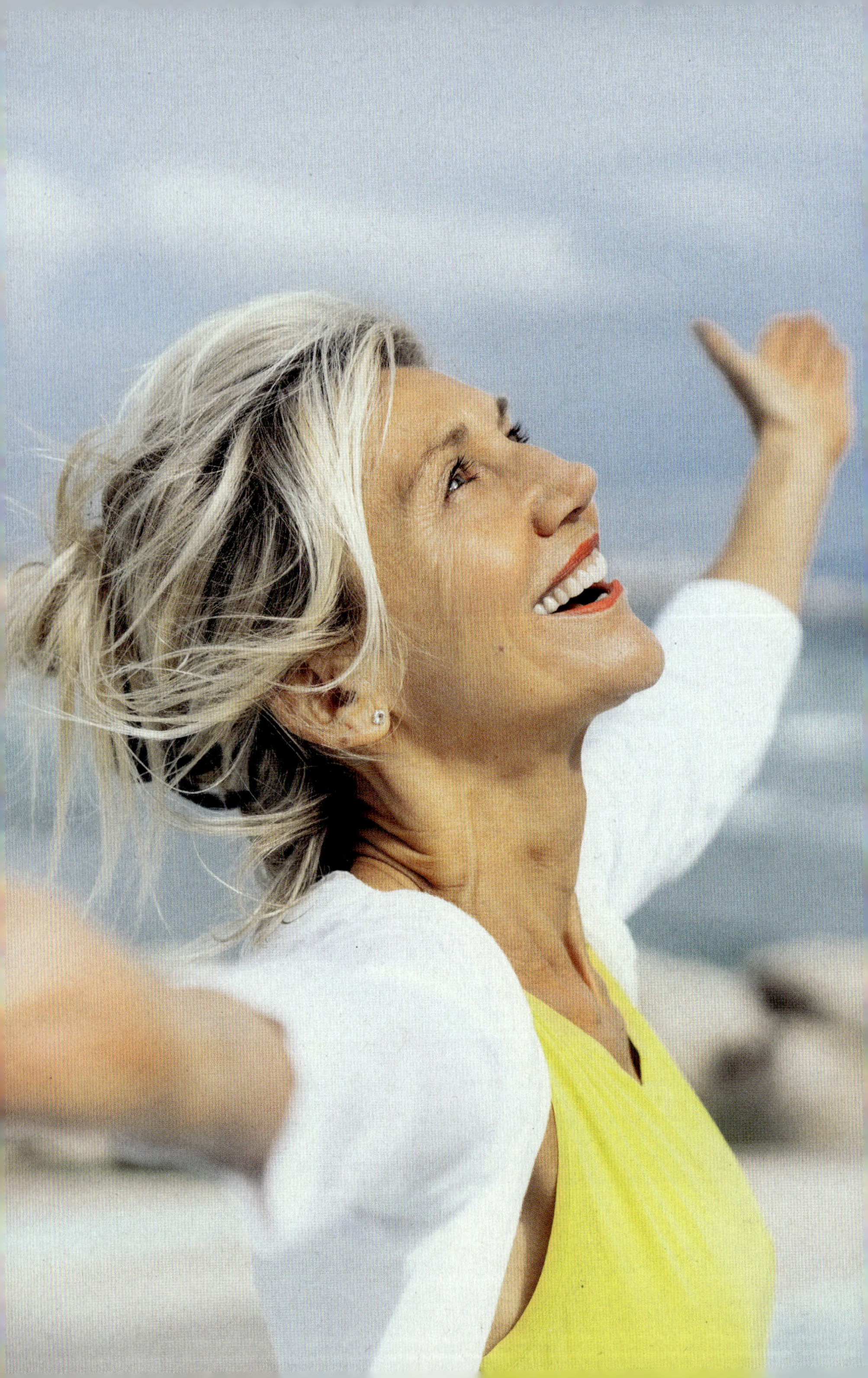

Neue Freiheit! Die positiven Seiten der Menopause

Jetzt hast du ein ganzes Buch voller Hormonchaos kennengelernt, daraus folgender Beschwerden sowie Mittel und Wege, damit umzugehen. Vielleicht fühlst du dich deswegen mutlos, alt und krank. Und vielleicht empfindest du die Wechseljahre als Ende deines Lebens als vollwertige Frau.

Dem möchten wir entschieden widersprechen. Dein Dasein als befreite und lebenslustige Frau fängt gerade erst an!

Die Menopause ist zwar das Ende deiner Fruchtbarkeit, aber die teilweise belastenden Symptome der Hormonumstellung, die diesen Lebensabschnitt prägen, lassen wieder nach, und was dann folgt, kann die beste Zeit deines Lebens werden.

Deine Existenz als fruchtbare Frau hat, zumindest evolutionär, eine einzige Aufgabe: für Nachwuchs zu sorgen. Dieser Aufgabe ist in deinem Körper fast alles untergeordnet. Mit der Menopause endet diese Pflicht, und die Kür beginnt. Die Wechseljahre sind wie ein Kokon, in dem du dich verwandelst. Und wenn sich die Hormone neu sortiert haben, schlüpfst du als wunderbares neues Ich, wie ein Schmetterling, frei und bereit, der Welt zu zeigen, wer du bist und was du kannst.

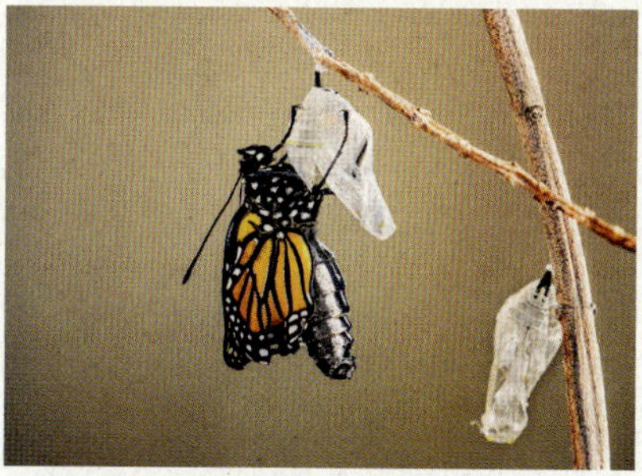

Hier sind ein paar Vorteile, die dein neues Schmetterlingsleben mit sich bringt:

Keine Menstruation mehr:
Für viele Frauen bedeutet die Menstruation und alles, was damit zusammenhängt, eine große Belastung. Ein Blick in den Kalender verrät, ob der Besuch im Schwimmbad oder beim Sport lieber verschoben oder die Präsentation bei der Arbeit dem Kollegen überlassen wird, der immer fit und einsatzbereit ist. Blut, Unterleibsschmerzen, PMS, Brustspannen oder gar Endometriose – all das ist Geschichte mit der letzten Periode. Wenn das nicht ein ganz neues Gefühl von Freiheit ist!

Kein Geld mehr ausgeben für die Tage:
Tampons, Binden, Menstruationstasse, Wärmflasche, Schmerztabletten – all das hast du in deinem bisherigen Leben als menstruierende Frau wahrscheinlich benötigt. Wusstest du eigentlich, was der weibliche Zyklus Frauen in ihrem Leben kostet? Laut verschiedener Studien im Schnitt zwischen 7.000 und 16.000 Euro (je nachdem, ob die Verhütung mit eingerechnet wurde). Für manche Frauen stellt das eine so hohe finanzielle Belastung dar, dass dafür sogar der Begriff Periodenarmut erfunden wurde. So oder so sparst du ab jetzt jede Menge Geld, das du in Zukunft für schönere Dinge ausgeben kannst.

Unbeschwerter Sex:
Liegt deine letzte Regelblutung mindestens ein Jahr zurück, hast du einen Grund mehr zu feiern, denn auf Verhütung kannst du nun verzichten. Eine unerwünschte Schwangerschaft ist jetzt ein für alle Mal passé. Im reifen und erfahrenen Alter kannst du eventuell auch deine Wünsche bei der körperlichen und seelischen Befriedigung mit größerem Selbstbewusstsein kommunizieren. Vielleicht berichtet auch deshalb so manche Frau, dass der Sex mit zunehmendem Alter immer besser wird. Die neue Freiheit lockt möglicherweise sogar den einen oder anderen Sexmuffel wieder aus der Reserve und bringt neuen Schwung in deine Beziehung. Ring frei für neue Erlebnisse!

Mehr Aufmerksamkeit für dich selbst:
Wegen des sinkenden Spiegels der weiblichen Hormone und der damit stärker zutage tretenden Wirkung von Testosteron lässt bei Frauen der Kümmer- und Nestbautrieb

nach. Sind eventuelle Kinder schon groß oder eine Partnerschaft auseinandergegangen? Endlich kannst du dich um deine eigenen Angelegenheiten kümmern und das auch genießen! Vielleicht hast du Lust, dich im Beruf noch einmal neu zu orientieren oder karrieretechnisch richtig durchzustarten? Auf geht's! Auch auf ein neues Hobby oder ganz neue Lebensziele kannst du dich jetzt wahrscheinlich viel besser einlassen. Nimm dir die Freiheit, ohne schlechtes Gewissen die Person zu werden, die du schon immer hättest sein sollen: die wichtigste in deinem Leben!

Gelassenheit:
Wer wie du die körperlichen und leider auch immer noch gesellschaftlichen Einschränkungen des Frauseins bis hierhin gemeistert hat, darf sich in der zweiten Hälfte seines Lebens ruhig zurücklehnen. Denn spätestens jetzt musst du niemandem mehr etwas beweisen und schon gar nicht allen gefallen. In der Postmenopause stellt sich ein neues Gleichgewicht der Hormone ein, sodass nach dem Auf und Ab der frühen Wechseljahre wieder Ruhe eintritt. Das bringt eine Gelassenheit mit sich, die einfach guttut.

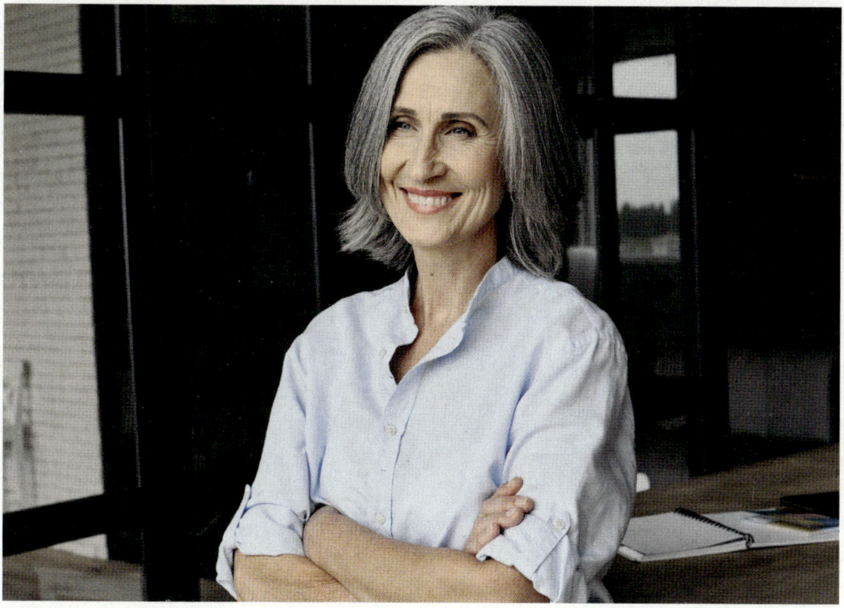

Starke Vorbilder

Brauchst du noch mehr Argumente dafür, dass dir eine tolle Zeit bevorsteht? Zum Schluss möchten wir noch einige Frauen zu Wort kommen lassen, die die Wechseljahre bereits gemeistert haben:

„Die Menopause ist schließlich nichts, wofür man sich schämen muss."

SALMA HAYEK,
Schauspielerin

„In den Veränderungen, den Höhen und Tiefen und den hormonellen Verschiebungen, steckt Kraft. Aber uns wurde vermittelt, uns dafür zu schämen und gar nicht zu versuchen, sie zu verstehen oder für unsere eigene Erbauung zu entdecken, geschweige denn, der nächsten Generation zu helfen."

MICHELLE OBAMA,
Rechtsanwältin und Autorin

„Ich habe mit vielen Frauen gesprochen, die die Wechseljahre als ein Ende sehen. Ich habe jedoch festgestellt, dass es ein Moment ist, um sich selbst neu zu entdecken, nachdem man sich jahrelang nur um andere gekümmert hat. Es ist eine Chance herauszufinden, was für einen selbst wichtig ist und dies mit der eigenen Energie, der eigenen Zeit und seinem Talent zu verfolgen."

OPRAH WINFREY,
Talkshow-Moderatorin und Unternehmerin

„Ich sehe die Menopause als Start in eine neue großartige Phase des Lebens als Frau. Jetzt ist die Zeit, sich auf unsere Körper einzustellen und diesen neuen Abschnitt zu umarmen. Womöglich bin ich mehr ich selbst und liebe meinen Körper jetzt mehr als je zuvor, im Alter von 58 Jahren."

KIM CATTRALL,
Schauspielerin

„Ich genieße mein Leben nach der Menopause so sehr. Es ist einfach toll, in sein eigenes Ich hineinzuwachsen und nicht von der Tyrannei der Biologie gestört zu werden.“

ROSEANNE BARR,
Schauspielerin und Komikerin

„Die Freiheit, die sich daraus ergibt, nicht mehr fruchtbar zu sein, ist riesig.“

CYNTHIA NIXON,
Schauspielerin

„Menopause. Eine Pause, um die Männer zu überdenken.“

MARGARET ATWOOD,
Autorin

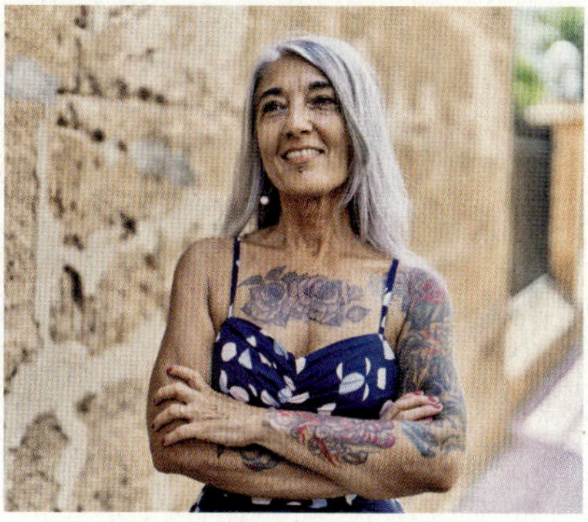

„Mit Sex bin ich durch. Ich habe keine Lust mehr. Ich bin aus dem Alter raus, bin froh, dass das alles hinter mir liegt.“

NINA HAGEN,
Sängerin und Schauspielerin

„Niemand soll die Falten auf meiner Stirn wegzaubern, die ich durch die Verwunderung angesichts der Schönheit des Lebens bekommen habe; oder die Falten um meinen Mund herum, die zeigen, wie viel ich gelacht und geküsst habe; und auch nicht die Tränensäcke, denn sie erinnern daran, wie viel ich geweint habe. Das sind meine Falten und sie sind schön.“

MERYLL STREEP,
Schauspielerin

„Es gibt keine größere Macht auf der Welt als die Begeisterung einer postmenopausalen Frau.“

MARGARET MEAD
Anthropologin und Autorin

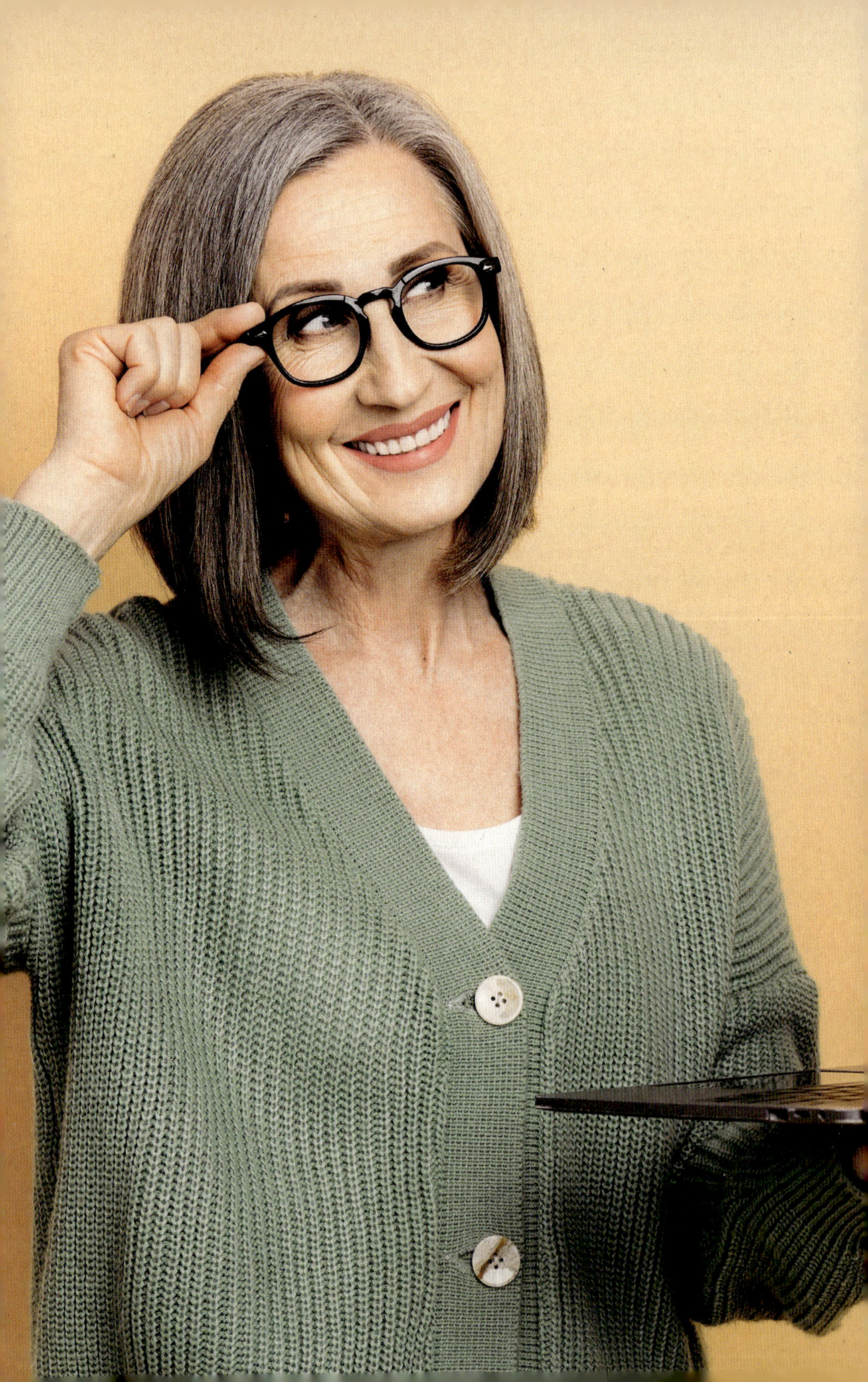

INFORMIEREN UND AUSTAUSCHEN:
Empfehlenswerte Internetportale

Neben klassischer Sachliteratur hält das Internet jede Menge Anlaufstellen für reife Frauen auf der Suche nach Informationen und Austausch bereit:

- diealte.de
- fuckthefalten.de
- frauengesundheitsportal.de
- frau-im-wechsel.de
- nobodytoldme.com
- wechselweise.net
- wexxeljahre.de
- wirsindneunmillionen.de
- xbyx.de

In den Sozialen Netzwerken haben sich unter dem Hashtag **#wirsind9millionen** Gynäkologinnen, Hormon-Coachs, Wechseljahresberaterinnen und zahlreiche andere Akteure und Aktivistinnen zusammengetan, um mehr Aufmerksamkeit auf das Thema Wechseljahre zu lenken. Ziel ist es, eine bessere Aufklärung und Versorgung für von Beschwerden betroffene Frauen zu erreichen. Verwende ihn für deine Suche nach Informationen oder nutze ihn, um dich zu vernetzen und am wachsenden Austausch von Frauen im besten Alter zu beteiligen.

WEITERHÖREN: Empfehlenswerte Podcasts

Neben vielen informativen Büchern zum Thema Wechseljahre gibt es auch immer mehr Podcasts, in denen sich alles um reife Frauen dreht – mit vielen praktischen Informationen, Erfahrungsberichten und jeder Menge großartiger Persönlichkeiten.

50 über 50

Host: Stephanie Hielscher

Wo sind eigentlich die Frauen mittleren Alters, die voll im Leben stehen und so viel zu sagen hätten? Das hat sich Stephanie Hielscher auf der Suche nach positiven Role-Models für die Zeit ab 40 bis 50 gefragt und lädt sie jetzt einfach zu einem Gespräch in ihren Podcast ein.

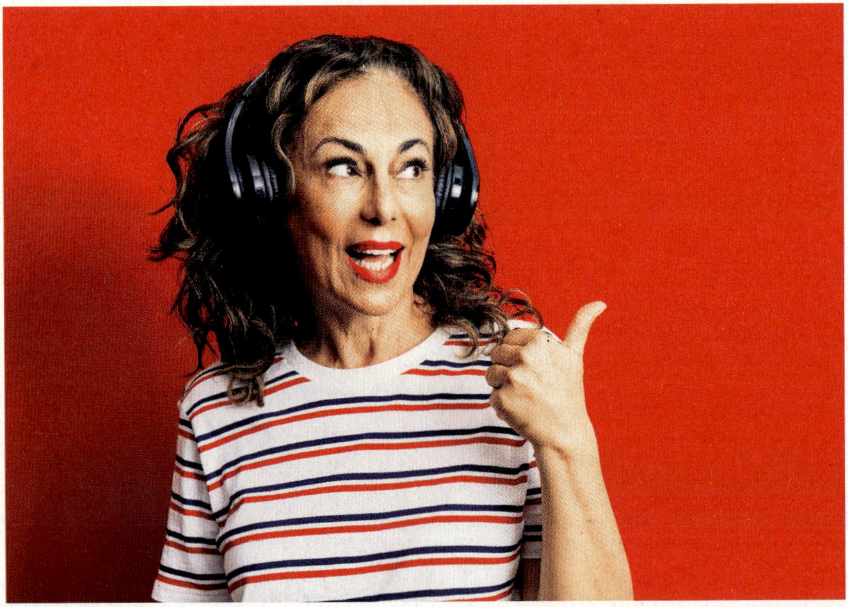

Hormone zum Frühstück

Host: Stefanie Bart & Katharina Kühtreiber

Die beiden Diätologinnen sprechen in ihrem Podcast über Essen und andere Themen, die die Gesundheit und das Wohlbefinden von Frauen beeinflussen. Sie sagen Nein zu Perfektionismus und Ja zu Inspiration, geteiltem Wissen, Individualität und Verbundenheit.

Hormongesteuert - Der Wechseljahre-Podcast

Host: Dr. Katrin Schaudig & Katrin Simonsen

Die Frauenärztin und Präsidentin der Deutschen Menopausen Gesellschaft und die MDR-Moderatorin beantworten die wichtigsten Fragen rund um die Wechseljahre und die Potenziale der Hormonersatztherapie sowie spezifische Fragen aus der Hörerinnenschaft.

Hormon Reset Podcast

Host: Rabea Kieß

Der Podcast der Expertin für Frauenheilkunde Rabea Kieß dreht sich um Frauengesundheit im Allgemeinen und Hormone im Speziellen. Hier erfährst du, wie du dich und deinen Körper durch einen hormonfreundlichen Lebens- und Ernährungsstil wieder in Balance bringst.

Menomio - Der Podcast für glückliche Wechseljahre

Host: Daniela Ullrich

Mit wechselnden Gesprächspartnerinnen und -partnern widmet sich die Journalistin Daniela Ullrich den typischen Wechseljahresbeschwerden und anderen Themen, die Frauen im Wechsel beschäftigen – immer mit dabei: eine Prise Humor und Leichtigkeit.

Meno an mich - Frauen mitten im Leben

Host: Julia Schmidt-Jortzig & Diana Helfrich

Ein Podcast rund um die Fragen, die sich viele Frauen im mittleren Alter stellen. Ob Wechseljahre oder andere Phänomene des Älterwerdens – hier kommen ganz unterschiedliche Expertinnen zu Wort und inspirieren dich mit ihrem Wissen.

WEITERLESEN: Empfehlenswerte Literatur

Priv.-Doz. Dr. med. Daniela Paepke & Anna Cavelius
Ganz schön heiß hier
Cool und stark durch die Wechseljahre
Edel Verlagsgruppe GmbH, 2022

Uli Heppel & Sabine Fuchs
Ist dir auch so heiß?
Überlebenstipps für die Wechseljahre
arsEdition, 2023

Dr. med. Sheila de Liz
Woman on fire
Alles über die fabelhaften Wechseljahre
Rowohlt Taschenbuch Verlag, 2020

Ellen Cornely-Peeters
Ach, Meno!
Eine Wechseljahre-Beraterin macht Mut
KiWi Verlag, 2021

Anne Henderson
Wechseljahre - ganz natürlich
Wie Heilpflanzen, ausgewogene Ernährung und Bewegung durch die Wechseljahre helfen können
Dorling Kindersley Verlag, 2021

Dr. Mariza Snyder
Aromatherapie für entspannte Wechseljahre
Mit ätherischen Ölen Hitzewallungen, Stimmungsschwankungen, Lustlosigkeit und Schlafstörungen lindern
riva Verlag, 2022

Marianne Krug
Hormoncoaching erlernen & gezielt anwenden
Wechseljahresbeschwerden lindern, Erkrankungen heilen, Alterungsprozesse aufhalten, Bioidente Hormontherapie richtig einsetzen
TRIAS Verlag, 2023

Dr. Christiane Northrup
Weisheit der Wechseljahre
Selbstheilung, Veränderung und Neuanfang in der zweiten Lebenshälfte
ZS – ein Verlag der Edel Verlagsgruppe, 2023

Libby Weaver
Wunderbar weiblich
Gesundheit, Ernährung, Entspannung
Was jede Frau wirklich wissen sollte
TRIAS Verlag, 2017

Dipl. oec. troph. Katrin Kleinesper & Ursula Linzer
Nährstofftherapie & optimierte Ernährung für die Wechseljahre
Gezielt Beschwerden lindern, Mangel vorbeugen, gesund und jung bleiben
TRIAS Verlag, 2023

Bezugsquellen und Anlaufstellen

Naturheilmittel
herbathek.com
kraut-craft.de
loewen-manufactur.de
naturessenzen.com

Hormon-Coaching
alexbroll.com
annkatrinpause.de
juliaschultz.net
katharinamacri.de
rabea-kiess.de

Hormon-Yoga
astridnoehring.de
muenchen-hormonyoga.de
yoga40up.de

Nahrungsergänzungsmittel
baerbel-drexel.de
feelgood-shop.com
laetitia-naturprodukte.de
menoelle.com
xbyx.de

Sport
150minuten.de
menobalancefitness.de
tinemoeller.de
xbyx.de

Wechseljahresberatung
chacha-wechseljahre.de
eveandi.health
frau-im-wechsel.de
sabinefroschauer.de
wechsel-in-balance.de
wechseljahre-rocken.de
wechselwiese.de

Therapiemöglichkeiten
hormoneonlineclinic.com
hormonspezialisten.de
menopause-gesellschaft.de
menopause-zentrum.com

Stichwortverzeichnis

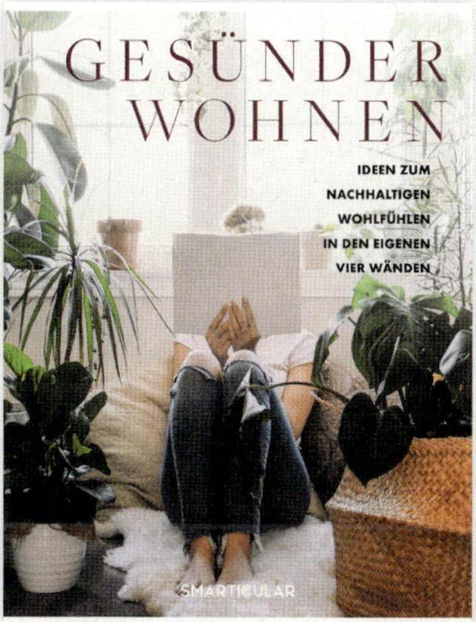

Gesünder Wohnen
ISBN: 978-3-910801-04-2

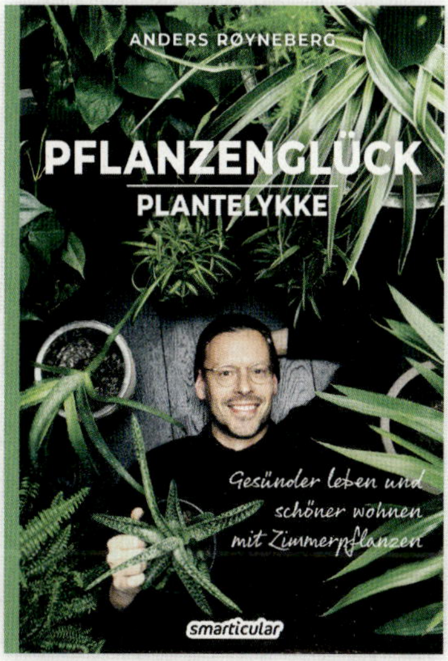

Pflanzenglück
ISBN: 978-3-946658-68-9

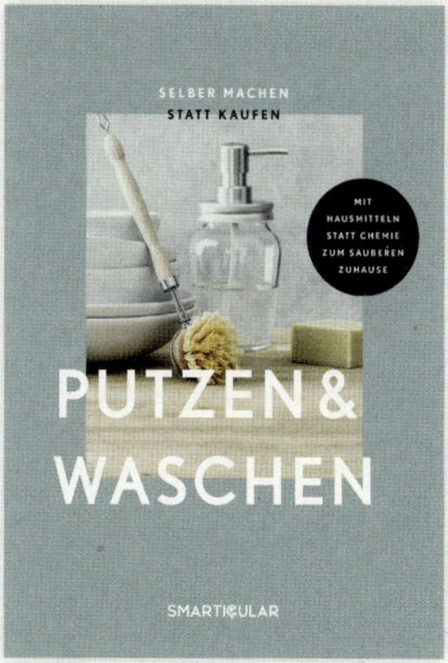

Selber machen statt kaufen - Putzen und Waschen
ISBN: 978-3-910801-02-8

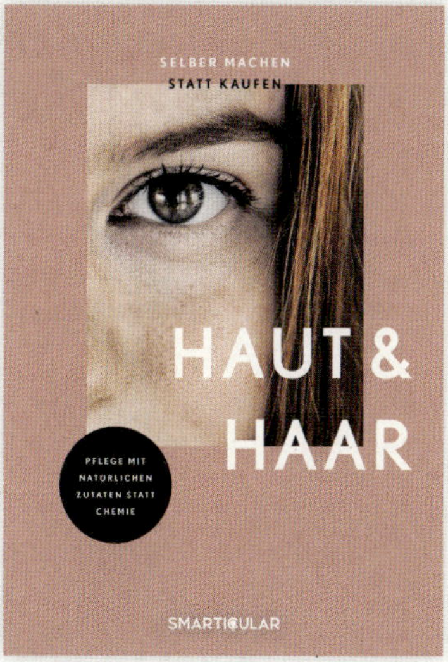

Selber machen statt kaufen - Haut und Haar
ISBN: 978-3-946658-09-2

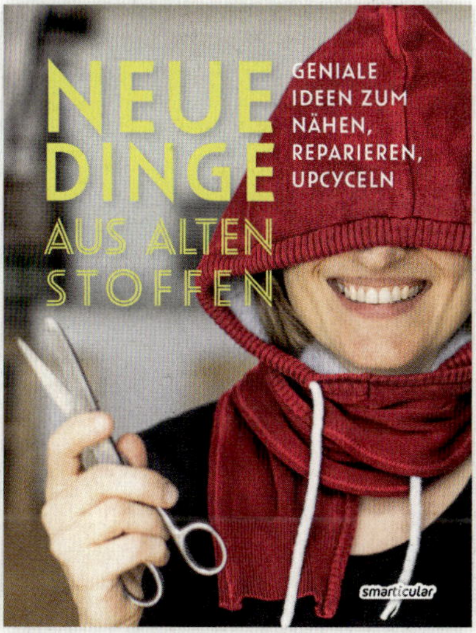

Neue Dinge aus alten Stoffen
ISBN: 978-3-946658-83-2

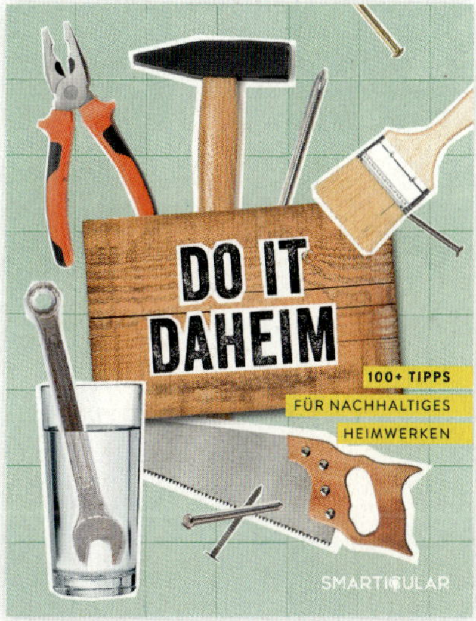

Do it daheim
ISBN: 978-3-946658-89-4

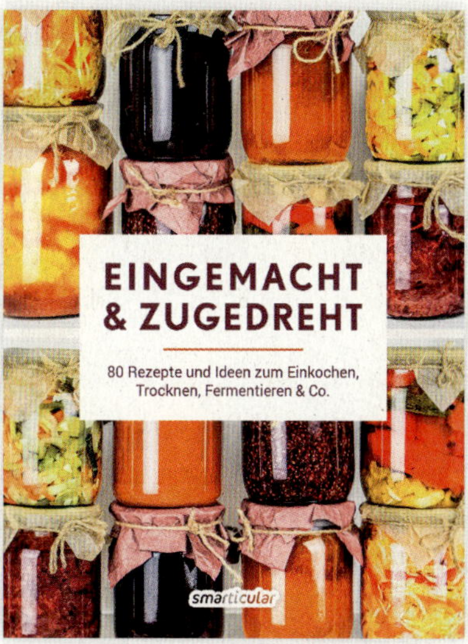

Eingemacht & Zugedreht
ISBN: 978-3-946658-74-0

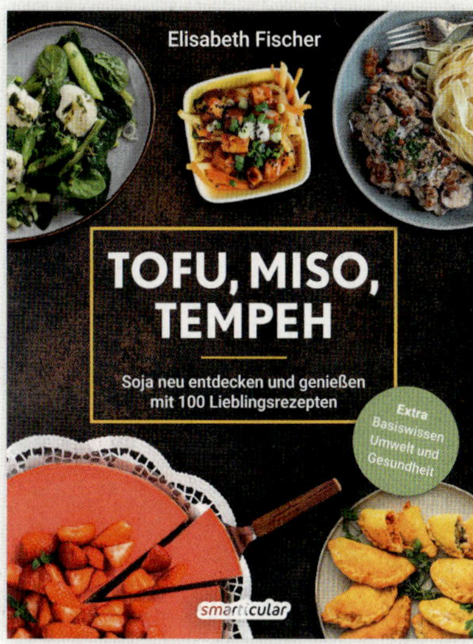

Tofu, Miso, Tempeh
ISBN: 978-3-946658-76-4